운동으로 만드는 백세건강

신군수·신소영·오경모·임춘규·조연숙

introduction
머리말

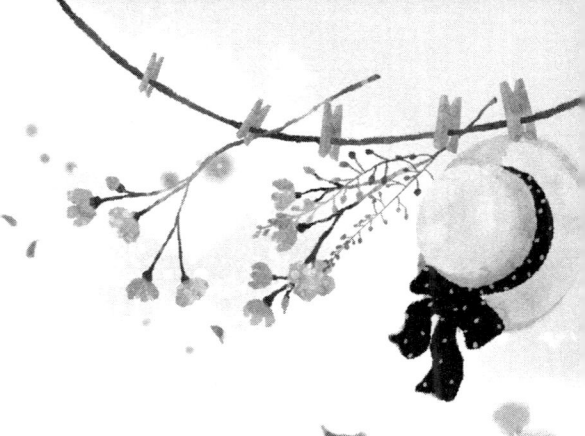

사람은 누구나 행복한 삶을 살고 싶은 욕구를 가진다. 하지만 이런 욕구는 건강이 뒷받침이 되어야 이룰 수 있다. 그래서 현대인들은 남녀노소를 불문하고 건강에 대한 관심이 어느 때보다 높다. 그런데 아이러니하게도 건강에 관한 관심이 높은 만큼 우리 주변에는 건강을 해치는 인자들이 너무나 많이 산재해 있는 실정이다.

경제성장과 풍족한 식생활과 의료기술의 발달로 인간의 수명은 길어지고 있으나 운동부족, 잘못된 식습관, 과도한 스트레스, 오염된 환경 등으로 관련된 각종 생활 습관병도 점차 증가하여 올바른 건강지식이 없이는 삶의 질을 보장하기는 매우 어려운 실정이다.

"평생을 즐겁고 건강하게 살려면 운동을 하라"는 격언이 있다. 운동은 건강유지에 매우 중요하다는 것을 대변해 주는 말이다. 운동을 하되 운동에 관한 정보를 제대로 아는 것은 매우 중요하다. 운동에 대한 올바른 지식과 효과적인 운동방법 알고 운동을 해야만 원하는 질병을 예방하고 건강을 유지할 수 있다는 말이다. 특히 청소년에게까지 나타나는 생활습관병은 적절한 운동과 식이요법으로 예방할 수 있을 뿐 아니라 규칙적인 생활과 운동을 병행하면 개선이 가능하다.

또한 운동은 체력유지에도 매우 도움을 준다. 달리기, 수영, 에어로빅 등의 유산소운동과 근력과 지구력 운동을 겸하면 유연성과 체력이 모두 좋아진다. 아울러 건강한 신체는 건강한 정신의 기본이 되므로, 운동은 최근 화두가 되고 있는 웰빙(well-being)과 웰니스(wellness) 삶을 이루는 기본이 된다.

이 책은 건강한 삶을 해치는 요인과 건강을 유지하기 위한 운동요법을 중심으로 만들었다. 알코올, 담배, 스트레스가 현대인의 건강에 미치는 영향과 각종 생활습관병의 원인과 예방에 대해 우선 강조하였다. 나아가 건강관리를 위한 영양과 운동처방 및 트레이닝, 운동과 관련된 인체생리에 대한 내용들을 습득하는 데 도움이 되도록 하였다.

　이 책이 스트레스, 학교수업, 취업준비 등 건강을 해치는 환경에 싸여 생활하는 대학생들과 일반인들에게 운동과 건강에 대한 올바른 지식을 전하므로 건강하고 활기찬 삶을 영위하는데 조금이나마 도움을 줄 수 있으리라 확신한다. 운동과 건강에 관심이 있는 학생, 지도자, 일반인에게 유익한 책이 되었으면 하며, 이 책이 나오기까지 도움을 주신 모든 분들께 감사를 드린다.

2013년 7월
저자 일동

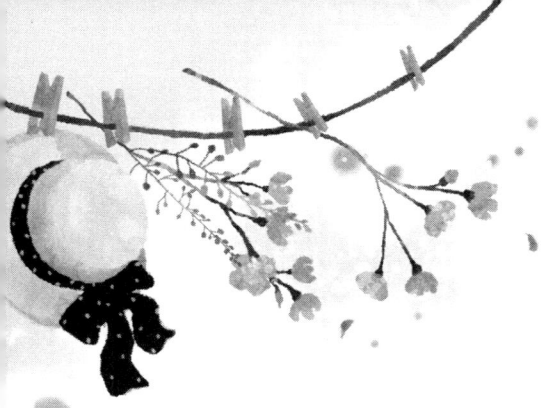

contents 차 례

Chapter 01 현대사회와 운동

1. 현대사회의 특성 ·· 016
   1) 생활습관병 ·· 016
   2) 영양과다 섭취와 건강 ·· 018
   3) 과학의 발달로 인한 신체활동 저하와 건강 ························· 019
   4) 스트레스와 건강 및 운동 효과 ·· 020
   5) 흡연과 건강 ··· 021
   6) 음주와 건강 ··· 023
2. 건강의 개념 ··· 025
   1) 건강의 정의 ··· 025
   2) 건강의 패러다임 ··· 026

Chapter 02 운동과 생활습관병

1. 비만과 운동 ··· 032
   1) 비만의 정의 ··· 032
   2) 비만의 유병률 및 사회경제적 비용 ····································· 033
   3) 비만의 원인 ··· 035
      (1) 과다한 음식 섭취 / 036 (2) 운동부족 / 036
      (3) 가족적(유전적) 요인 / 037 (4) 사회·경제적 환경요인 / 037
      (5) 에너지대사의 이상 / 038 (6) 스트레스 / 038
   4) 비만의 위험성 ·· 038
      (1) 당뇨병 / 038 (2) 고혈압 / 039
      (3) 심혈관질환 / 040 (4) 담석증 / 040
      (5) 뼈, 관절, 근육, 연결조직, 피부 / 041

005

          (6) 호흡기계의 변화 / 041   (7) 암 / 042
          (8) 내분비 변화 / 042   (9) 정신사회적 기능 / 042
      5) 비만의 판정 ··· 042
          (1) 표준체중에 대한 현재 체중의 비율 / 042
          (2) 체질량지수(body mass index : BMI) / 043
          (3) 체지방 / 044
          (4) 허리둘레(복부비만) / 046
      6) 체중감량을 위한 다양한 방법 ··· 046
          (1) 비만치료의 목표 / 046   (2) 식사요법 / 047
          (3) 행동수정요법 / 047   (4) 약물과 수술요법 / 048
      7) 체중감량을 위한 다양한 방법 ··· 049
          (1) 운동이 체중조절에 좋은 이유 / 049
          (2) 비만자를 위한 운동처방 / 050

2. 운동과 당뇨병 ··· 051
      1) 당뇨병이란 ··· 051
      2) 당뇨병의 원인 ··· 052
      3) 비만과 당뇨병 ··· 053
      4) 당뇨병환자들을 위한 운동지침 ·· 053

3. 운동과 고혈압 ··· 055
      1) 고혈압이란 ··· 055
      2) 고혈압의 원인 ··· 055
      3) 일반적인 증상과 진단 ·· 056
      4) 고혈압의 운동지침 ·· 056
          (1) 유산소운동 / 057   (2) 저항성운동 / 057
          (3) 운동 시 주의사항 및 예방지침 / 058

4. 운동과 골다공증 ·· 059
      1) 골다공증이란 ·· 059
      2) 골다공증의 원인 ·· 059
      3) 뼈의 성장과 골다공증의 운동처방 ······································ 060
          (1) 골밀도 증가를 위한 운동형태 / 060
          (2) 운동에 의한 뼈 생성 효과의 유지 / 061

5. 운동과 고지혈증 및 심혈관질환 ··· 062
      1) 고지혈증이란 ·· 062
      2) 콜레스테롤이란 ··· 063

contents

    3) 콜레스테롤과 운동 …………………………………… 063
    4) 고지혈증과 심혈관질환 ……………………………… 064
    5) 심혈관질환과 운동 …………………………………… 064
    6) 고지혈증 및 심혈관질환의 운동처방 ……………… 065
       (1) 운동종류 / 065
       (2) 운동강도 / 065
       (3) 운동시간 및 빈도 / 066
 6. 운동과 대사증후군 ……………………………………… 066
    1) 대사증후군이란 ……………………………………… 066
    2) 진단 …………………………………………………… 067
    3) 대사증후군과 운동 ………………………………… 067
 7. 운동과 암 ………………………………………………… 068
    1) 암이란 ………………………………………………… 068
    2) 암의 원인 …………………………………………… 068
    3) 암과 사망률 ………………………………………… 069
    4) 운동처방 …………………………………………… 070
       (1) 운동의 형태 / 071
       (2) 운동의 강도 / 071
       (3) 운동시간 및 빈도 / 072

Chapter 03 건강관리를 위한 영양학적 기초

 1. 영양과 건강 ……………………………………………… 078
 2. 탄수화물 ………………………………………………… 079
    1) 탄수화물의 특성 …………………………………… 079
    2) 탄수화물의 기능 …………………………………… 080
    3) 식이섬유 …………………………………………… 081
    4) 운동과 탄수화물 …………………………………… 082
 2. 단백질 …………………………………………………… 083
    1) 단백질의 특성 ……………………………………… 083
    2) 단백질의 기능 ……………………………………… 085
    3) 단백질과 관련된 건강문제 ………………………… 086
    4) 운동과 단백질 ……………………………………… 086

exercise

- 3. 지 질 ··· 087
  - 1) 지질의 특성 ·· 087
  - 2) 지질의 기능 ·· 089
  - 3) 지방과 관련된 건강문제 ·· 090
  - 4) 운동과 지질 ·· 090
- 4. 무 기 질 ·· 091
  - 1) 무기질의 특성 ·· 091
  - 2) 무기질의 기능 ·· 092
  - 3) 운동과 무기질 ·· 092
- 5. 수 분 ·· 094
  - 1) 수분의 특성 ·· 094
  - 2) 수분의 기능 ·· 095
  - 3) 운동과 수분 ·· 096
- 6. 비 타 민 ·· 096
  - 1) 비타민의 특성 ·· 096
  - 2) 비타민의 기능 ·· 097
  - 3) 운동과 비타민 ·· 099
- 7. 건강관리를 위한 영양지침 ··· 099
  - 1) 한국인의 식생활지침 ··· 099
  - 2) 건강한 삶을 위한 식품 선택 원리 ·· 101
  - 3) 피로예방과 회복을 위한 영양 ·· 103
  - 4) 운동피로와 식욕감퇴시의 영양 ·· 103
  - 5) 아침식사의 중요성 ·· 104
  - 6) 운동상해 예방을 위한 철분, 칼슘 및 칼륨섭취의 중요성 ···· 105

Chapter 04 건강관리를 위한 운동처방

- 1. 운동처방이란 ·· 108
- 2. 운동처방의 과정 ·· 109
  - 1) 사전검사 ·· 109
  - 2) 의학적 진단 ·· 109
  - 3) 운동부하검사 ·· 110

        4) 기초체력 검사 ··· 112
            (1) 근력측정 및 평가 / 112
            (2) 근지구력의 측정 및 평가 / 113
            (3) 유연성 측정 및 평가 / 113
            (4) 순발력 측정 및 평가 / 114
            (5) 민첩성 측정 및 평가 / 114
            (6) 평형성 측정 및 평가 / 115
        5) 운동 프로그램의 처방 ·· 116
            (1) 운동형태 / 116   (2) 운동강도 / 116
            (3) 운동시간 / 118   (4) 운동빈도 / 118
        6) 재검사 및 운동 프로그램의 수정 ··························· 119
3. 운동처방의 원리 ·· 119
        1) 과부하의 원리 ··· 120
        2) 점증부하의 원리 ·· 120
        3) 특이성의 원리 ··· 120
        4) 자각성의 원리 ··· 121
        5) 계속성의 원리 ··· 121
        6) 개별성의 원리 ··· 121
        7) 다면성의 원리 ··· 122
        8) 다양성의 원리 ··· 122
        9) 구조휴식의 원리 ·· 122
        10) SAID의 원리 ··· 123
4. 운동처방에 따른 트레이닝의 구성 ·································· 123
        1) 트레이닝의 부하 강도 ··· 123
        2) 1일 트레이닝의 구성 ·· 124
        3) 주간 트레이닝 구성 ·· 125
        4) 트레이닝의 운동기간(단계) ·································· 125
        5) 트레이닝의 가능성과 한계 ··································· 126
        6) 트레이닝의 역치 ·· 127
        7) 오버트레이닝 ·· 127
        8) 운동에 따른 오해 ··· 128
5. 운동상해의 이해 ·· 128
        1) 과긴장 및 염좌 ·· 128

2) 힘줄의 염증 · 129
3) 활액낭염증 · 130
4) 탈구 · 130
5) 골절 · 131
6) 찰과상 · 131
7) 근육통 · 132
8) 옆구리 통증 · 132
9) 근육경련 · 132
10) 상해대비(R.I.C.E) · 133
 (1) 휴식(rest) / 133   (2) 얼음찜질(ice) / 133
 (3) 압박(compression) / 133 (4) 거양법(elevation) / 134

Chapter 05 건강관리를 위한 해부생리학적 기초

1. 해부학적 용어 · 139
 1) 인체의 해부학적 자세와 방향 · 139
 2) 인체의 면 · 141
 3) 인체의 운동 · 142
2. 세포와 조직 · 143
 1) 세포의 형태 · 143
 2) 조직의 형태 · 144
  (1) 상피조직 / 144   (2) 결합조직 / 144
  (3) 신경조직 / 144   (4) 근육조직 / 145
3. 골격계 · 145
 1) 뼈의 구조와 기능 · 146
  (1) 뼈의 구조 / 146
  (2) 지지 작용(support) / 146
  (3) 보호 작용(pretoction) / 146
  (4) 운동 작용(movement) / 146
  (5) 저장 작용(reservation) / 146
  (6) 조혈 작용(hemopoiesis) / 147
 2) 관절 · 147
  (1) 관절의 구조 / 147   (2) 관절의 손상 / 148

contents

    3) 골격계의 운동 효과 ··· 149
       (1) 뼈의 성장 / 149
       (2) 관절기능의 발달 / 149
    4) 뼈의 명칭 ··· 150
  4. 근육계 ·· 150
    1) 근육의 기능과 분류 ·· 152
       (1) 내장근 / 152   (2) 심장근육 / 153
       (3) 골격근 / 153   (4) 힘줄(건)의 기능 / 154
       (5) 괄약근의 기능 / 154
    2) 골격근의 구조 ··· 154
    3) 근수축의 과정 ··· 156
    4) 근육섬유의 형태와 운동 ··· 157
    5) 근수축의 종류와 특성 ··· 158
       (1) 등척성 수축 / 158   (2) 등장성 수축 / 158
       (3) 등속성 수축 / 159
    6) 근육계의 운동 효과 ··· 159
       (1) 근단면적의 변화 / 159
       (2) 모세혈관 밀도의 증가 / 159
       (3) 마이오글로빈 함량의 증가 / 160
       (4) 미토콘드리아 수와 크기의 증가 / 160
       (5) 결체조직의 변화 / 160
       (6) 근육량과 골밀도의 증가 / 160
    7) 근육의 명칭 ··· 161
5. 소화계 ·· 163
  1) 소화기관의 기능 ··· 163
  2) 소화기관의 명칭 ··· 164
6. 호흡계와 순환계 ·· 165
  1) 호흡계 ·· 165
  2) 호흡기의 구조와 기능 ··· 165
  3) 가스교환의 원리 ··· 166
  4) 호흡계의 운동 효과 ··· 166
     (1) 폐활량의 증가 / 166   (2) 호흡수의 감소 / 167
     (3) 산소섭취율의 증가 / 167 (4) 호흡근육의 발달 / 167
  5) 순환계 ·· 168

6) 순환계의 구조와 기능 …………………………………………… 169
  (1) 심장의 구조 / 169
  (2) 동맥 / 170
  (3) 정맥 / 170
  (4) 하지정맥류 / 171
  (5) 혈액의 구성과 기능 / 171
7) 순환계의 운동 효과 …………………………………………… 172
  (1) 심장의 발달 / 172
  (2) 심박수의 감소 / 173
  (3) 심박출량의 증가 / 173
  (4) 혈압의 감소 / 173

7. 신경계와 내분비계 ………………………………………… 174

1) 신경계 …………………………………………………………… 174
2) 신경계의 분류와 구성 ………………………………………… 174
3) 신경계의 기능 …………………………………………………… 175
4) 뇌의 구조와 기능 ……………………………………………… 175
5) 신경계의 운동 효과 …………………………………………… 177
  (1) 협응력의 향상 / 177
  (2) 조정력의 발달 / 177
  (3) 반응시간의 단축 / 177
6) 내분비계 ………………………………………………………… 178
  (1) 호르몬의 종류와 작용 / 178
  (2) 주요 내분비샘과 호르몬의 기능 / 180
7) 내분비계의 운동 효과 ………………………………………… 181
  (1) 뇌하수체호르몬 / 181
  (2) 갑상선호르몬 / 182
  (3) 부갑상샘호르몬 / 182
  (4) 부신겉질호르몬 / 182
  (5) 부신속질호르몬 / 183
  (6) 이자호르몬 / 183
  (7) 생식샘호르몬 / 184

Chapter 06 건강관리를 위한 운동프로그램

1. 근력 강화 트레이닝 ·· 188
    1) 근력 강화 트레이닝의 종류 ························· 188
        (1) 동적 근력 향상법 / 188   (2) 정적 트레이닝 / 189
        (3) 등속성 트레이닝 / 189   (4) 탄성저항트레이닝 / 190
    2) 웨이트 트레이닝의 이해 ···························· 190
    3) 웨이트 트레이닝 방법 ······························· 190
    4) 웨이트 트레이닝 시 안정수칙 ····················· 191
    5) 웨이트 트레이닝의 실제 ···························· 194
        (1) 기구를 이용한 근저항 운동 / 194
        (2) 덤벨을 이용한 근저항 운동 / 199
        (3) 튜빙을 이용한 근저항 운동 / 204
        (4) 맨몸을 이용한 근저항운동 / 209
2. 호흡 순환기능 지구력 트레이닝 ······················· 213
    1) 운동강도 설정방법 ··································· 214
    2) 휴식시간과 방법 ······································ 215
    3) 트레이닝 반복횟수와 빈도 ························· 215
    4) 호흡순환 지구력 향상을 위한 트레이닝 방법 ··· 215
        (1) 지속 트레이닝(continuity training) / 215
        (2) 파틀렉 트레이닝(fartlek training) / 216
        (3) 인터벌 트레이닝(interval training) / 216
3. 유연성 향상을 위한 트레이닝 ··························· 218
        (1) 상체 스트레칭 / 219
        (2) 하체 스트레칭 / 224
4. 플라이오메트릭 트레이닝 ································ 228
5. 전면적인 체력향상을 위한 트레이닝 ················· 233
    1) 운동형태 ·· 234
    2) 운동시간 ·· 234
    3) 운동강도 ·· 235
    4) 운동빈도 ·· 235
    5) 진단 및 처방 ··· 235

01

PHYSIOLOGY

현대사회와 운동

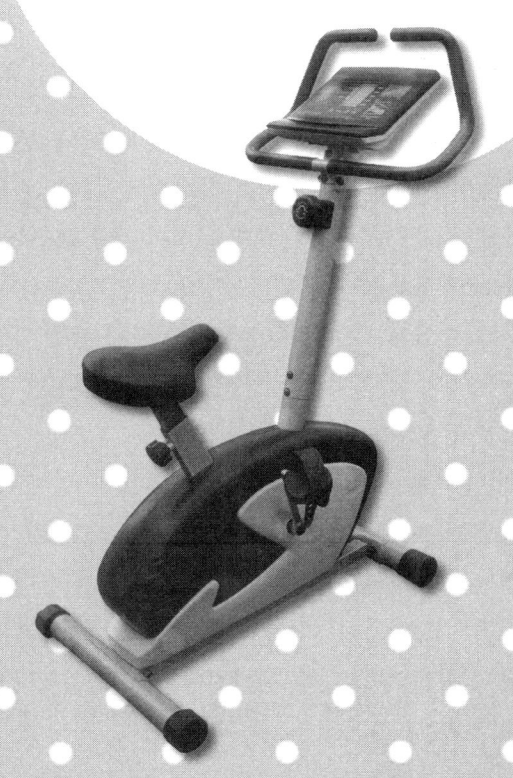

1 현대사회의 특성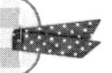

인간은 누구나 병 없이 살기를 원한다. 삶의 질을 향상 시키는데 매우 중요한 것 중에 하나가 질병과 관련되는 건강상태라고 할 수 있다.

현대사회를 살아가는 우리는 각종 공해로부터 받는 건강침해, 풍요로운 생활로 인한 고혈압, 당뇨병, 심혈관질환, 비만증 등의 각종 성인질환에 무방비 상태로 노출되어 있다. 각종 스트레스와 주위의 모든 생활들이 기계문명으로 인하여 인간생활 환경에 풍요와 노동력의 절감을 가져와서 편안한 생활, 안락한 시간 등을 추구하기 때문에 건강에 관한 문제들을 쉽게 지나쳐 버리고 신체적 능력의 부족함을 가져오게 되었다.

1) 생활습관병

경제성장과 주변의 환경변화로 인해 난치병과 만성질환으로 병마와 싸우고 있고, 현대의학이 눈부시게 발전하고 있지만 성인질환의 발병은 증가되고 있다. 이와 같이 잘못된 생활습관으로 인한 성인질환을 생활습관병(life-style related diseases)이라 한다. 생활습관병은 대부분이 무자각 증상이므로 자기도 모르는 사이에 병세가 진행된다. 본인이 깨닫게 됐을 때에는 이미 뇌졸중이나 심근경색 등 위독한 발병증상과 발작을 일으킨 뒤이며 그 결과 삶의 질 저하를 초래함으로써 심각한 문제가 되고 있다.

생활습관병의 특징을 아는 것이 건강을 지키는 데 무엇보다 중요하다. 대부분의 생활습관병은 아직도 우리들이 갖고 있는 의학지식으로는 그 원인이 명확하게 규명되지 못하였거나, 여러 가지 원인들이 복합적으로 작용하여 유발되므로 일률적으로 다루기 어렵다. 2012년 현재 우리나라의 생활습관병으로 인한 사망률 현황을 보면, 3대 사망원인은 악성신생물(암), 뇌혈관질환, 심장질환 순으로 차지하였다.

현대사회와 운동 01

표 1-1 사망원인과 사망률   (단위: 인구 10만명 당)

순위	2011					
	남자		여자		남녀전체	
	사망원인	사망률	사망원인	사망률	사망원인	사망률
1	악성신생물(암)	178.9	악성신생물(암)	106.7	악성신생물(암)	142.8
2	뇌혈관질환	48.6	뇌혈관질환	52.8	뇌혈관질환	50.7
3	심장질환	48.3	심장질환	51.3	심장질환	49.8
4	자살	43.3	당뇨병	20.9	자살	31.7
5	당뇨병	22.1	자살	20.1	당뇨병	21.5
6	간질환	20.9	폐렴	17.1	폐렴	17.2
7	운수사고	18.7	고혈압성 질환	13.6	만성하기도 질환	13.9
8	만성하기도 질환	17.6	만성하기도 질환	10.2	간질환	13.5
9	폐렴	17.2	알츠하이머병	6.6	운수사고	12.6
10	고혈압성 질환	6.5	운수사고	6.5	고혈압성 질환	10.1

고혈압, 뇌졸중, 심장병, 당뇨병 등과 같이 만성적인 경과를 밟는 퇴행성질환이나 악성종양인 암, 또는 퇴행성골·관절증, 신경통 그리고 만성호흡기질환과 같이 각기 다른 여러 계통의 질환으로 이루어진 복잡한 생활습관병들을 획일적으로 그 원인에 따른 예방대책을 말할 수는 없으나, 생활습관병으로서의 공통적인 특징은 대체로 다음과 같다.

① 과거 어느 때보다 더 급증하고 있다.
② 체내에서 고통없이 진행된다.
③ 생활습관병들은 원인이 대부분 불분명하며 다인성이다.
④ 생활습관병은 대개 개인의 사생활에 원인이 있으며 개인차가 심하다.
⑤ 생활습관병들은 정신·사회적인 생활에 밀접한 관계를 갖고 발생한다.
⑥ 생활습관병 관리는 획일·명확하게 제시하기엔 어려운 점이 많다.
⑦ 생활습관병은 그 발생과 치료과정이 만성적인 경과를 거치게 되므로 장기간에 걸친 개인 건강관리와 생활지도를 꾸준히 실천해야만 성과를 거

둘 수 있다.
⑧ 생활습관병의 완전한 치료는 거의 불가능하며, 단지 위험인자의 제거로 예방은 가능하다.
⑨ 생활습관병은 인내와 정성 등 장기간에 걸친 지도·관찰 및 전문적인 관리가 필요한 질병이다.

이와 같은 생활습관병은 생활습관이 서구화되면서 어려서부터의 식생활 변화와 덜 움직이는 생활, 운동부족, 증가된 스트레스 등이 원인이라고 밖에 볼 수 없다. 잘못된 생활습관으로 인한 생활습관병은 신체활동 습관의 개선과 식습관의 개선 등을 통해서 예방하고 치료할 수 있다. 앞으로 전개 될 단원을 통해서 생활습관의 개선을 통한 각종 질환의 예방 및 개선은 물론 사회적 정신적으로도 건강한 삶을 영위하는데 도움을 주고자 한다.

2) 영양과다 섭취와 건강

인류 역사를 볼 때 대부분의 인간은 최근에 풍족한 식생활을 경험하게 되었다. 우리나라도 몇 십년 전부터 풍족한 식생활을 경험하게 되었고, 이와 같은 영양과다 섭취는 생활습관병을 증가시키고 있다. 인간의 식생활과 관련성이 깊은 것으로 지목되는 질병 중에는 고혈압, 고지혈증, 심장질환, 뇌졸중, 암 중의 일부(대장암, 유방암, 위암), 당뇨병, 골다공증 등이 있다.

영양과다 섭취로 초래하는 비만은 고혈압, 당뇨병, 심장질환 등 다양한 질병의 위험인자라는 사실은 이미 밝혀졌다. 따라서 비만을 개선하기 위한 방법으로 에너지 과잉섭취의 생활습관에서 저칼로리 섭취 생활습관으로 변화시키면 빠른 시간에 체중 감소를 경험하게 되므로 이를 통한 비만예방이 다른 질병 예방을 위한 방법으로 매우 중요하다고 믿어진다. 즉 지질에너지 섭취비율 30%를 초과하지 않기, 염분섭취의 억제와 칼륨, 섬유질, 비타민 등의 적극적 섭취 등으로 심혈관질환, 고혈압, 암 등을 예방할 수 있다.

3) 과학의 발달로 인한 신체활동 저하와 건강

생활습관병의 원인으로 영양과다 섭취보다 신체활동의 부족이 더 큰 원인이다. 영국의 경우 비만 유병률은 1980년대에 비해 2배로 증가하였지만 같은 기간 동안 평균 에너지섭취량은 오히려 감소한 것으로 나타나 신체활동의 부족이 비만 발생률의 주원인임을 알려주었다. 북미와 유럽의 자료에 따르면 비만으로 인한 총 국민의료비 지출이 2~7% 정도에 이르게 되면서 보험회사에서 비만의 원인을 직접 연구하기에 이르렀다. Lanningham-Foster 등의 연구에 의하면 미국의 비만 증가율이 인간의 신체활동을 대신하는 자동화기계의 판매 증가율과 유사함을 알 수 있다. 세탁기 판매, 식기세척기 판매가 비만증가율과 비슷한 증가를 보였고, 특히 자동차 판매 증가와 비만율의 증가가 가장 유사하여 자동차 판매로 인한 신체활동의 부족이 비만 발생률에 가장 큰 영향을 미치는 원인임을 시사하였다.

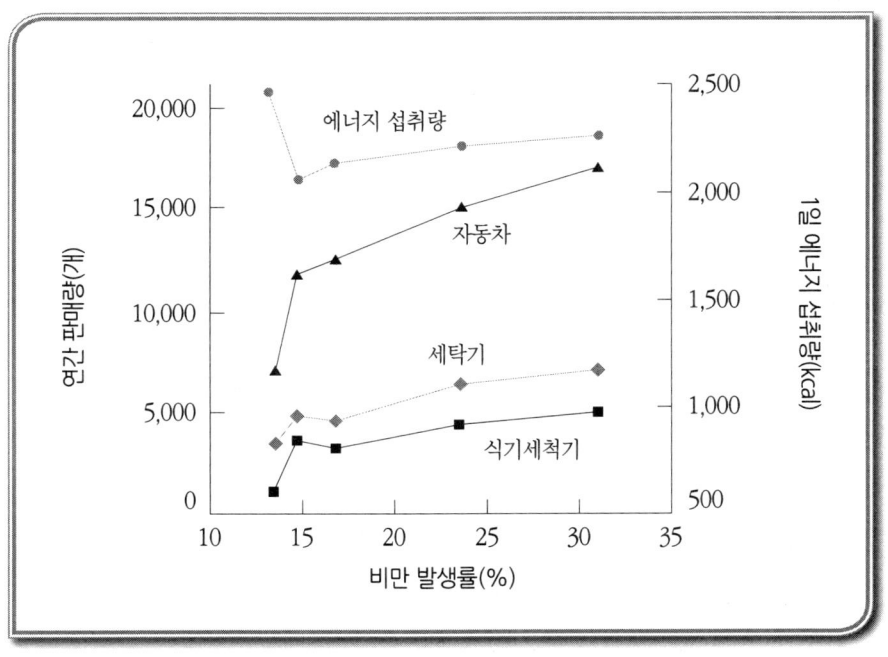

그림 1-1 열량섭취 및 가정용기계 판매와 비만율

이와 같은 현대인의 신체활동량 감소는 비만 발생률의 증가와 함께 생활습관병을 유발하게 되었다. 활동량이 평소에 많은 사람이나 운동을 자주하는 사람은 총사망률과 허혈성 심질환, 고혈압증, 당뇨병, 비만증, 골다공증, 결장암 등의 이환율이나 사망률이 훨씬 낮은 것으로 조사됐다. 따라서 평상 시의 신체운동은 이와 같은 생활습관병의 유력한 예방법의 하나로 주목받고 있다.

현대 과학의 발달은 인간의 편의를 위해 자동화 기계를 개발하였다. 하지만 이와 같은 자동화 기계가 인간 신체활동을 감소시키는 결과를 초래하여 신체활동 부족에 의한 생활습관병을 유발하게 된 것이다. 계속적인 과학기술의 발달은 더 많은 인간 신체활동을 대신 할 자동화 기계를 만들어 생활습관병 또한 증가시킬 것이다.

4) 스트레스와 건강 및 운동 효과

기계문명의 발달로 인해 생활 템포가 빨라지고, 정신적 스트레스가 증가되었다. 이와 같은 스트레스가 급성으로 진행되거나 스트레스의 초기에는 교감신경이 활성되고 부교감신경이 억제되어 식욕이 떨어져 음식섭취량이 줄어들고, 에너지 소모량도 증가하여 일시적으로 살이 빠지는 경우도 있다. 하지만 지속적인 스트레스 상황에 놓이면 신체는 대처반응으로 스트레스 호르몬인 코티졸을 과다 분비한다. 스트레스로 인해 분비되는 코티졸은 에너지항상성의 균형을 무너뜨려 에너지섭취를 증가시키고 에너지소비를 감소시킨다. 실제로 여성들의 경우 스트레스를 받으면 음식섭취량이 증가한다고 보고되며, 스트레스와 관련된 불안, 분노, 절망, 우울 등의 감정을 해결하는 수단으로 과식을 선택한다. 또한 스트레스는 자율신경의 균형을 무너뜨려 혈액순환의 장애를 일으키고, 수면장해, 기억소실, 감기, 암, 관절염, 제1형 당뇨병, 심장질환, 우울증, 치매, 탈모, 피부 노화 등을 일으키게 된다.

아동의 스트레스에 대한 연구에서 플로리다 주립대학의 Jay Turner교수와 Lloyd교수는 1,803명을 인터뷰하여 조사한 결과 스트레스를 많이 받은 아이들은 성인이 되어 우울증과 불안장애 위험성이 증가한다고 발표하였다.

　현대인들에게 발생하는 스트레스는 피할 수 없는 것이기에 이를 예방하고 해소하기 위한 방법을 알아야 할 것이다. 스트레스를 예방하거나 해소하기 위한 방법으로 규칙적인 운동이 유용하다. 규칙적인 운동은 카테콜아민의 분비를 감소시켜 교감신경계의 활성을 감소시키고 부교감신경계의 활성도를 증가시킨다. 이로 인해 심장박동수와 혈압 감소를 통해 스트레스 감소 결과를 가져온다. 또한 우울증 발생이 감소하는데, 운동을 하지 않는 사람은 3~3.5배 우울증이 흔하다. 이는 엔도르핀이나 카테콜아민의 신경화학적 변화와 관계가 있다.

5) 흡연과 건강

　담배는 의존성 물질인 니코틴뿐 아니라 타르, 일산화탄소 등 약 4,000여종의 독성물질이 함유하며, 암과 허혈성 심질환, 만성 기관지염, 만성 폐쇄성 폐질환, 폐기종 등 다양한 질환의 위험인자이다. 노르웨이 농촌주민 50만 명을 대상으로 흡연자와 비흡연자로 나누어 각각의 사망률을 25년간 비교 조사한 연구결과 남성 흡연자는 40~70세 사이에 41%가 사망한 반면 비흡연자는 그 기간 동안 14%가 사망한 것으로 나타났고, 여성 흡연자인 경우 40~70세 사이에 26%가 사망한 반면 비흡연자는 9%가 사망한 것으로 나타났다. 즉 흡연자와 비흡연자의 사망률은 3배 차이가 난다는 것이다. 또한 임신 중의 흡연에 의해서 저체중아나 조산의 빈도가 높아진다는 보고도 있으며, 흡연은 생활습관병과 밀접한 관련이 있어 비만한 사람이 흡연하는 경우 정상체중인 사람에 비해 사망률이 6~11배 더 높아진다.

　이와 같이 흡연이 건강을 해치는 주범임을 알면서도 젊은 층에서 흡연자가 늘고 있는 이유는 니코틴이 일시적으로 중추신경을 흥분시켜 정신적 안정감과 긴장감을 해소 시켜주기 때문이다. 그러나 이러한 일시적 위안으로 인해 큰 재앙을 초래한다. 니코틴은 한 번 피우기 시작하면 습관성과 내성을 일으키는

데 이렇게 되었을 경우 육체적·정신적으로 니코틴이 없으면 못 견디게 된다. 특히 성장기에 있는 청소년기에는 뇌세포를 비롯한 모든 세포들이 성장, 성숙하는 시기인데 흡연을 하게 되면 세포의 성장을 저해할 뿐만 아니라 노화를 촉진시킨다. 또한 저항능력이 약해 각종 질병에 걸릴 위험이 높다.

젊은 여성들 중에서는 살을 빼기 위한 목적으로 담배를 이용하는 경우도 있는데, 흡연이 살 빼는데 도움이 된다는 인식은 금연 후 체중이 증가했다가 다시 담배를 피우게 되었을 때 체중이 감소하는 현상 때문인 것 같다. 확실히 담배를 끊으면 3~5kg 정도 체중이 증가한다. 하지만 이와 같은 체중 증가는 금연을 하게 되면 후각과 미각이 살아나면서 입맛이 좋아져 식사량이 많아지고, 습관적으로 담배를 입에 물었던 사람들이 담배 대신 사탕이나 과자로 심심 해진 입을 달래게 되므로 섭취칼로리가 증가하기 때문이다. 그리고 니코틴에 의해 항진되었던 체내 대사율이 다시 떨어지면서 소비에너지가 감소하는 것도 한 원인이다.

실제로 흡연으로 인해 흡수된 니코틴이 교감신경을 자극하여 심장박동수를 증가시키고 신체열발산을 촉진시켜 체중 감소에 일부 도움을 준다. 하지만 비만의 주범인 과다한 지방은 분해되지 않는다. 오히려 흡연을 하면 이때 흡수된 니코틴으로 인해 지방 분해효소인 리파제의 분비가 저하되어 지방을 에너지로 사용하지 않고 더 체내에 축적하게 된다. 즉 태워서 없애고 싶은 지방은 오히려 더 사용하지 않게 된다는 것이다.

또한 흡연자들이 운동을 하면 숨이 차서 힘들어 하는 모습을 많이 보았을 것이다. 이처럼 담배는 스포츠 활동에도 좋지 않은 영향을 미친다. 운동 기능을 떨어뜨리는 가장 큰 원인은 담배 연기 속에 포함된 일산화탄소 때문이다. 일산화탄소는 혈액의 헤모글로빈과 아주 강한 결합력을 갖고 있어 산소의 운반 능력을 떨어지게 한다. 이로 인해 흡연을 하게 되면 평상시보다 힘들고 움직임이 둔해지며, 쉽게 피로를 느끼게 된다. 또한 흡연은 호흡기능도 떨어뜨린다. 담배 연기를 들이마시면 기관지가 수축돼 천식과 같은 증상을 일으키며 호흡이 상당히 괴로워진다. 그러면 호흡근육이 더 힘들게 일해야 하며 이 근육의

현대사회와 운동

산소소비량도 증가하게 된다. 흡연으로 산소공급이 줄어드는데 비해 호흡근육의 산소수요는 늘어나는 이른바 산소의 수요와 공급의 불일치가 일어난다.

흡연은 뼈로 가는 모든 것을 저해시킨다. 담배의 니코틴은 뼈의 주성분인 미네랄을 감소시켜 뼈를 약하게 만들고, 혈액 순환을 방해하여 통증을 유발시킨다. 척추의 경우, 흡연이 그 주변신경을 자극하고 추간판을 변성시켜 요통을 일으킨다는 보고도 있어 흡연이 뼈 건강에 매우 좋지 않은 영향을 끼치고 있음을 알 수 있다.

이와 같은 이유 때문에 흡연은 운동의 효과를 반감시키므로 운동 능력을 향상시키고 건강 증진을 위해서는 우선적으로 담배를 끊어야 하겠다. 담배를 끊게 되었을 때 운동을 규칙적으로 하게 되면 심장기능과 폐기능이 점점 개선되고, 혈관을 보호하는 고밀도(HDL) 콜레스테롤이 많아져 심장병, 동맥경화와 같은 심혈관계 질환과 뇌졸중을 예방할 수 있게 된다.

6) 음주와 건강

알코올은 중추신경 억제제로 뇌의 기능을 둔화시키며 수면이나 마취효과를 나타내는 중독성이 강한 습관성 약물이다. 알코올이 유발시키는 질병으로는 뇌기능장애, 위장장애, 간장장애, 췌장장애, 영양실조 등이 있다. 특히 알코올성 뇌기능 장애로는 의식장애, 방향감각상실, 기억장애, 지능의 퇴보를 보이는 알코올성 치매, 성격장애 등이 있으며, 지속적인 알코올 사용은 뇌세포 파괴로 이어져 두뇌 기능이 마비되어 심하면 정신질환에까지 이를 수 있다.

우리나라 보건 복지부에서 정한 알코올성 정신장애란 과도한 양의 알코올을 섭취하여 내성이나 의존이 생기는 '알코올 사용장애'와 알코올로 인하여 인지 기능이나 기분, 수면, 정신병적 증상 등이 생기는 '알코올 유도성 정신장애'를 알코올성 정신장애라 한다. 국민건강보험공단이 최근 5년간(2007~2011년) 알코올성 정신장애 질환의 건강보험 진료비 지급자료를 분석한 내용에 따르면 진료인원은 2007년 6만6,196명에서 2011년 7만8,357명으로 1만2,161명이 늘어 연평균 4.3% 증가한 것으로 나타났다.

표 1-2 '알코올성 정신장애' 진료인원 현황 (단위 : 명, %)

구분	2007	2008	2009	2010	2011	연평균 증가율
전체	66,196	68,755	73,912	75,133	78,357	4.3
남성	53,767	55,669	60,147	60,911	63,859	4.4
여성	12,429	13,086	13,765	14,222	14,498	3.9
남성/여성	4.3	4.3	4.4	4.3	4.4	-

최근 사회적 문제가 되고 것이 주폭(酒暴)이다. 주폭은 만취상태에서 상습적으로 상가, 주택가 등에서 인근 주민 등 선량한 시민들에게 폭력과 협박을 가하는 사회적 위해범을 말하며, 엄격한 법적 처벌을 받게 된다.

세계보건기구의 보고에 따르면 우리나라는 성인 1인당 연간 순수 알코올 소비량 제 2위의 국가이다. 알코올은 섭취하는 빈도와 양에 따라 고열량(7.1kcal)의 에너지원이 될 수도 있고, 향정신성 약물(psychoactive drug)이 될 수도 있고, 독(toxin)이 될 수 있는 특징을 가지고 있다. 일반적으로 많은 양의 알코올을 지속적으로 섭취할 경우 위염, 지방간과 간경화, 심혈관질환, 고혈압 등의 질병을 유발한다고 알려져 있다.

알코올과 비만과의 관계에서 알코올은 여러 가지 신경화학물질을 자극함으로써 식욕을 촉진하는 효과가 있다. 식욕촉진으로 인한 음식 섭취 증가와 함께 알코올 자체의 고열량으로 인해 전체 에너지 섭취량이 증가될 수 있다. 또한 알코올은 지질산화를 억제하고 복부지방을 증가시킨다. 알코올 섭취 시 알코올이 아세트산으로 산화되어 우선적으로 에너지원으로 사용되므로 알코올은 지방산화를 억제하고, 지방합성을 촉진한다. 일회성 음주의 경우 큰 영향은 없겠지만 자주 마시는 경우 지방산화가 억제된 대사상태일 때가 많고, 특히 고지방식이나 활동량이 적을 경우 체중증가가 많아진다. 가벼운 음주는 스트레스 해소, 혈압강하 등 개인의 건강을 증진시켜주기도 하지만 폭음자의 경우 가벼운 음주자에 비해 비만의 위험이 더 높으며 그에 따른 질환도 나타날 수 있다.

2 건강의 개념

1) 건강의 정의

세계보건기구에서는 '건강이란 질병이나 불구가 없을 뿐 아니라 신체적, 정신적 그리고 사회적으로 완전히 안정한 상태'라고 정의하였다. 즉, 우리가 추구해야 할 건강이란 질병 없이 신체적으로 건강한 상태일 뿐만 아니라 정신적 스트레스로 인한 우울감이 없고 원만한 대인관계를 통해 소외감 없이 즐겁게 사회의 일원으로 생활하는 상태를 의미한다.

건강에 영향을 미치는 요인은 유전적 요인, 환경적 요인, 식생활 습관 요인으로 나눌 수 있다. 유전적 요인은 우리 인간의 특성과 건강상태를 결정해 주는 역할을 하며 좋은 유전적 요인은 건전한 체질과 잘 발달된 육체적 정신적인 지능의 기초를 이루게 한다. 개인의 건강은 기본적으로 부모로부터 물려받는 유전적인 영향이 크지만 건강을 유지하는 것은 본인 노력에 따라 많은 차이가 날 수 있다.

환경적 요인은 공기, 물, 기후, 토질 등의 자연환경뿐만 아니라 언어, 전통, 습관, 위생관념, 문화양식 매스미디어, 의료수혜의 질, 사회 경제적인 요인 등을 포함하는 인위적 환경도 중요하다. 최근 과학기술 문명이 발달함에 따라 인구의 도시집중, 생활하수와 공장의 폐수로 인한 수질악화, 유해가스로 인한 대기오염, 식품의 첨가물이나 약물의 남용, 방사선 오염 등 우리들의 건강에 좋지 않은 영향을 미치는 환경이 급속도로 조성되고 있는 실정이다.

식생활 습관 요인을 살펴보면 우리의 음식 문화는 세대별로 매우 빠르게 변화하고 있다. 10대 20대 남·여 모두 인스턴트 가공식품을 즐길 뿐만 아니라 대부분 달고 기름지고 부드럽게 만들어진 음식을 좋아한다. 이렇게 어릴 적부터 인스턴트 가공식품들을 먹고 자란 청소년들은 30, 40대에 생활습관병에 노출될 가능성이 높으며, 특히 장차 엄마가 될 여성들은 더욱 더 심각하다. 이처럼 달라진 서구식 식생활 문화는 우리 삶에 커다란 영향을 미치며 삶의 질을 저하시키고 있다.

건강은 개인, 가정, 국가, 민족의 장래를 위해서도 중요하다는 인식을 가지고 건강증진을 위해 노력해야 할 것이다.

첫째, 적당한 운동이 필요하다. 현대사회의 특징인 생산의 기계화, 교통기관의 발달, 가정의 생활 수단 편리 등으로 일상생활에서 신체활동이 부족하므로 자기에 맞는 운동을 선택하여 매일 일정한 시간에 적당한 운동을 실시해야 한다.

둘째, 알맞은 영양섭취가 필요하다. 영양소는 신체기관의 기능유지에 필요한 힘의 원천이므로 탄수화물, 지방, 단백질, 무기질, 비타민 등의 영양소를 균형있게 섭취하고 물도 충분히 섭취하는 식생활을 유지해야 한다.

셋째, 충분한 휴식이 필요하다. 지나친 피로는 건강을 해치므로 휴식, 수면, 마사지, 목욕 등을 하거나 음료수나 설탕 등으로 당분을 섭취하여 피로를 회복시키도록 한다.

2) 건강의 패러다임

건강의 새로운 개념으로서 웰니스(wellness)는 건강하고 행복하며 번영하고 있는 상태를 뜻하는 영어 well-being에서 유래된 것으로, 생명과 자연의 가치를 소중히 여기고 자신만의 라이프스타일을 즐기며 행복을 위해 환경을 개조한다는 신념을 의미이다. 운동, 영양, 휴식을 중요한 가치관으로 지향하는 웰니스는 단순히 질병이 없는 소극적인 개념의 건강보다는 개인의 행복을 증진시킬 수 있고 최고 수준의 건강을 더욱 효과적으로 할 수 있는 신체적인 능력, 삶의 질을 추구할 수 있는 도전적인 정신력, 다른 사람들과 성공적으로 상호 작용할 수 있는 정서적 능력, 자신의 발전을 추구할 수 있는 지적인 능력

현대사회와 운동 01

을 최대로 발전시키고 조화시켜야 한다는 것이다.

요즘 화제가 되고 있는 새로운 패러다임은 힐링이다. 힐링(healing)은 치유하다, 고치다, 화해시키다 등의 사전적 의미를 가지고 있다. 일반적 치유의 개념에서 벗어나 영적인 부분의 치유 즉, 마음의 상처나 스트레스 등으로 손상된 감정과 마음을 치유함으로써 온전한 심신 상태로 회복하는 것이라 할 수 있다. 그렇기 때문에 무한경쟁의 시대를 살아가는 우리들은 먼저 힐링이 되지 않고서는 온전한 웰니스적 삶을 누린다는 것은 어려운 일이다.

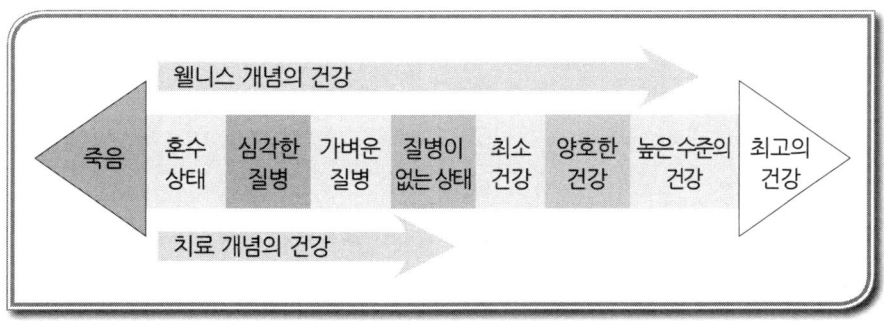

그림 1-2 질병과 웰니스의 연속성

참고문헌

보건복지부(2012). 알코올성 정신장애 실태조사 보도자료.

보건복지부(2012). 국민건강증진법 전부개정안 입법예고 및 금연, 절주 정책 보도자료.

진치규(2008). 생활습관병 예방을 위한 건강관리방법 연구. 경희대 테크노 경영대학원, 석사학위논문, 1, 4~10.

최원지(2011). 청소년 약물남용에 대한 이해와 기독교적 대처방안 연구. 침례신학 대학교 상담대학원, 석사학위논문, 17~20.

통계청(2012). 연도별 사망원인 순위 통계표.

Arif, A. A. & Rhohrer, J. E.(2005) Patterns of alcohol drinking and its association with obesity : data from NHANES Ⅲ(the third US National Health And Nutrition Examination Survey, 1988-1994). *BMC Public Health, 5*(126).

Chrousos, G. P. & Gold, P. W.(1998) Editorial : A healthy body in a healthy mind- and vice versa- the damaging power of 'uncontrollable' stress. *J Clin Endocrinol Metab, 83*, 1842-1845.

Hidehiro, M.(2001). Endothelial dysfunction associated with oxidative stress in human. *Stress Research and Clinical Practices, 54*(2), 65-72.

Jae, S. Y., et al.(2006). Effects of lifestyle modifications on C-reactive protein : Contribution of weight loss and improved aerobic capacity. *Metabolism. Jun, 55*(6), 825-31.

Lake, F. R., Henderson, K., Briffa, T., Openshaw, J., Musk, A. W.(2000). Upper-limb exercise training in patient with chronic airflow obstruction. *Chest, 108*(5), 1082-1079.

LaMonte, M. J. & Blair, S. N.(2006). Physical activity, cardiorespiratory fitness, and adiposity : Contributions to disease risk. *Curr Opin Clin Nutr Metab Care. Sep, 9*(5), 540-6. Review.

Lanningham-Foster, L., Nysse, L. J. & Levine, J. A.(2003). Labor saved, calories lost : The energetic impact of domestic labor-saving devices. *Obes Res. 11*, 1178-1181.

LinksTurner, R. J. & Lloyd, D. A.(2004). Stress burden and the lifetime incidence of psychiatric disorder in young adults : Racial and ethnic contrasts. *Arch Gen Psychiatry. May, 61*(5), 481-488.

Schuit, A. J., Schouten, E. G., Miles, T. P., Eans. W, J., Saris, W. H. & Kok, F. J.(1998). The effect of six month training on weigh, body fatness and serum lipids in apparently elderly dutch men and women. *Int J. Obes. Relat. Metab. Disird, 22*(9), 847-853.

Shimamoto, T., Komachi, Y., Inada, H., Doi, M., Iso, H., Sato, S., Kitamura, A., Iida, M., Konishi, M., Nakanishi, N., et al.(1989). Trends for coronary heart disease and stroke and their risk factors in Japan. *Circulation, Mar 79*(3), 503-15.

Takamiya, T. et al.(2000). Environ. *Health Public Health*, 23, 22~26.

The Globe Magazine. Alcohol : Bigger health Threat then Tobacco. at <http : // www.ias.org.uk/theglobe/2000issue2/alcohol.htm>

WHO(1997). Obesity-Preventing and managing the Global Epidemic : Report of a WHO Consultation on Obesity, WHO Geneva, 1-69.

Yeomans, M. R., Caton, S. & Hetherington, M. M.(2003). Alcohol and food intake. *Curr Opin Clin Nutri Metab Care, 6*(6), 639-644.

02

운동과 생활습관병

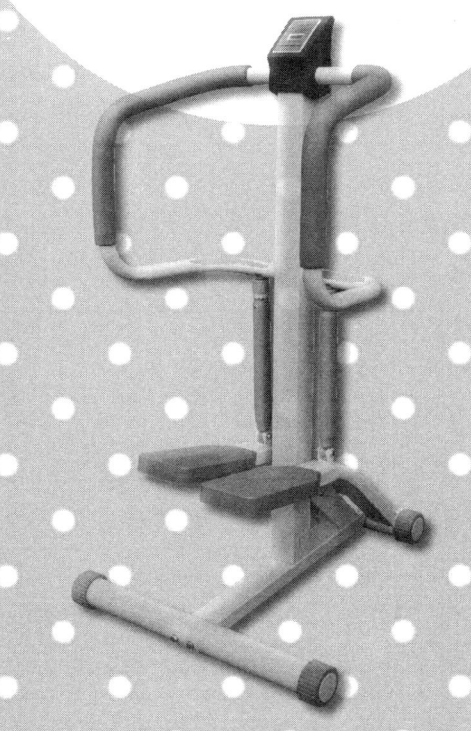

1 비만과 운동

1) 비만의 정의

비만(obesity)은 섭취한 열량 중 소모되고 남은 부분이 지방으로 전환되어 체내에 지방이 지나치게 축적되어 있는 상태를 말한다. 비만은 단순한 체중의 증가를 말하는 것이 아니라 지방세포의 비정상적인 증가에 의해 체중이 증가된 상태를 말한다. 세계보건기구(WHO)는 비만을 고혈압, 당뇨병, 이상지혈증과 같은 질병에 걸릴 위험을 높이고 이로 인해 사망에까지 이를 수 있는 질병으로 규정하고 있다.

비만의 주원인은 과도한 열량섭취와 활동(운동)부족이다. 즉, 섭취에너지와 소비에너지의 차이인 에너지의 불균형이 비만을 초래한다. 오늘날 영양과잉에 의한 비만과 그에 따른 건강문제가 사회적으로 주목받고 있다. 따라서 에너지 균형을 통한 체중관리는 건강한 삶을 위해 매우 중요하다.

비만치료의 정의를 체중을 이상적인 수준으로 감소시킨 후 감소된 체중이 적어도 5년 이상 유지시키는 것으로 볼 때, 비만치료의 성공률은 10~40%로 매우 낮은 편이다. 특히 체중감량 후 체중이 다시 증가되면 감량 때 손실된 근육량은 증가하지 않고 체내 지방함량이 증가하게 된다. 따라서 다이어트에 의한 감량과 비만이 반복되면 체내에 과도한 지방이 축적되어 여러 가지 생활습관병에 걸릴 위험률이 급증하게 된다.

현재 가장 보편적으로 사용하는 비만의 판정기준은 체질량지수인 BMI(body mass index)와 허리둘레이다. BMI는 자신의 몸무게(kg)를 키(m)의 제곱으로 나눈 값인데, 세계보건기구 아시아태평양지역과 한국비만학회에서는 우리 국민의 경우 BMI $25kg/m^2$ 이상을 비만으로 규정하고 있다. 허리둘레는 성인남자 90cm이상, 성인여자 85cm 이상인 경우 비만으로 본다. 좀 더 구체적인 내용은 아래의 표 2-1과 2-2와 같다.

운동과 생활습관병 **02**

표 2-1 성인 비만의 분류, BMI 기준

(WHO 아시아태평양지역 지침, 대한비만학회)

판정기준	저체중	정상범위	과체중	1단계 비만	2단계 비만
체질량지수 (BMI, kg/m^2)	< 18.5	18.5~22.9	23.0~24.9	25.0~29.9	≥ 30.0

표 2-2 성인 비만의 분류, 허리둘레 기준

구분	우리나라 (대한비만학회)	아시아태평양 (WHO)	미국	유럽	일본
남자	≥ 90cm	≥ 90cm	≥ 102cm	≥ 94cm	≥ 85cm
여자	≥ 85cm	≥ 80cm	≥ 88cm	≥ 80cm	≥ 90cm

2) 비만의 유병률 및 사회경제적 비용

세계보건기구(WHO)의 최근 발표에 따르면 전 세계적으로 과체중 인구는 10억을 넘어섰으며, 300만 명 이상이 비만으로 살아가고 있다고 추정하고 있다. 또한 세계 비만인구가 5년마다 두 배씩 증가하고 있다고 밝히면서 비만을 지구의 심각한 보건문제 중의 하나인 치료가 필요한 만성 질병이라고 경고하고 있다.

우리나라 역시 비만인구가 급격하게 증가하고 있다. 2010년 국민건강영양조사(보건복지부 질병관리본부) 결과에 따르면 우리나라 19세 이상 성인 비만율은 30.8%(남자 36.3%, 여자 24.8%)로, 남성은 30~40대(30대 42.3%, 40대 41.2%)에서 가장 높고 여성은 60~70대(60대 43.3%, 70대 34.4%)에서 가장 높았다. 장기적인 비만율 추이는 남성의 경우 최근에도('08~'10년) 과거 10년 동안('98~'07년)의 증가추세를 지속하고 있으며, 여성은 다소 감소하는 경향을 보이고 있다(그림 2-1). 그림 2-2에서 볼 수 있듯이 연령에 따른 비만 유병률은 50대를 기준으로 바뀐다. 50대 이전에는 남성의 비만 유병률이 높지만 50대 이후에는 여성의 경우가 높다. 이와같은 현상은 여성의 폐경과 밀접한 관계가 있다.

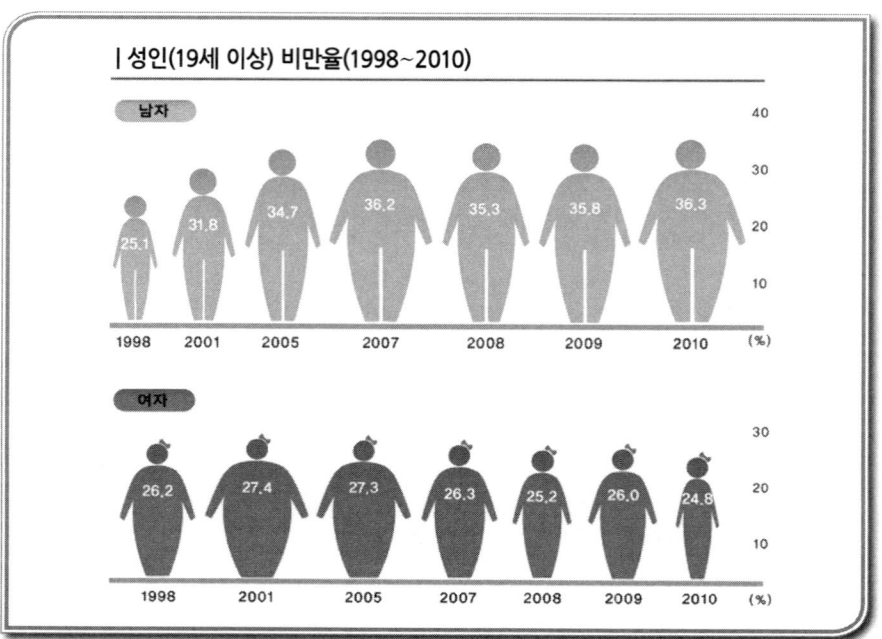

그림 2-1 연도별 남녀 비만 유병률 추이

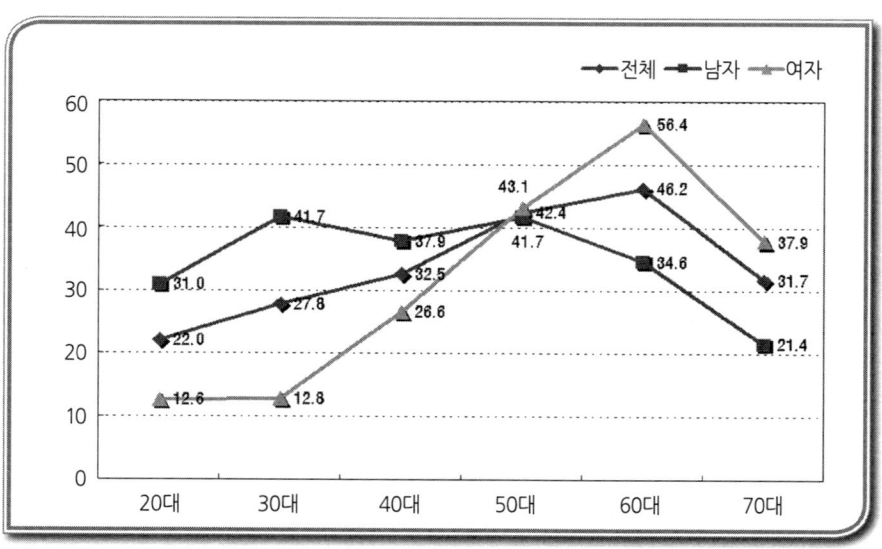

그림 2-2 연령에 따른 남녀 비만 유병률 변화

운동과 생활습관병 02

　비만이 여러 가지 생활습관병의 원인이 되는 것은 주지의 사실이다. 2010년 국민건강영양조사 자료에 의하면 우리국민 역시 정상체중인 사람에 비해 비만인 사람에게서 성인병의 동반질환 발생의 위험이 고혈압 2.5배, 당뇨병 2.0배, 고콜레스테롤혈증 2.3배, 저HDL콜레스테롤혈증 2.2배, 고중성지방혈증 2.4배 높게 나타났다(표 2-3). 이에 따라 우리나라에서 성인 비만에 따른 사회경제적 비용이 해마다 급증하고 있다. 서울백병원 가정의학과 강재헌 교수팀 연구에 따르면 성인 비만의 사회경제적 비용은 2005년 2005년 1조 8천억 원에서 2011년 최소 3조 4천억 원으로 2배 가까이 늘어났으며, 비만으로 인한 사회경제적 비용이 가장 큰 질병은 당뇨병이었으며, 고혈압과 뇌졸중, 허혈성심장질환이 뒤를 이었다.

표 2-3 비만과 동반질환 발생 위험　　　　(30세 이상, 2010년 국민건강영양조사 자료)

비고	고혈압		당뇨병		이상지혈증					
					고콜레스테롤혈증		저HDL콜레스테롤혈증		고중성지방혈증	
	%	OR	%	OR	%	OR	%	OR	%	OR
적정체중 (BMI<25kg/m²)	23.3	1.0	7.8	1.0	10.5	1.0	20.7	1.0	12.2	1.0
비만 (BMI≥25kg/m²)	40.1	2.5	14.7	2.0	21.0	2.3	37.7	2.2	26.2	2.4

※ OR(odds ratio, 오즈비): 적정체중에 비해 비만일 때 동반질환 발생 위험 정도

3) 비만의 원인

　비만은 단순하게 많이 먹고 활동을 적게 하는데서만 생기는 것은 아니다. 이외에 유전적인 요인, 사회문화적요인, 내분비계의 이상, 스트레스 등 다양한 원인에 의해서 비만이 발생한다(그림 2-3).

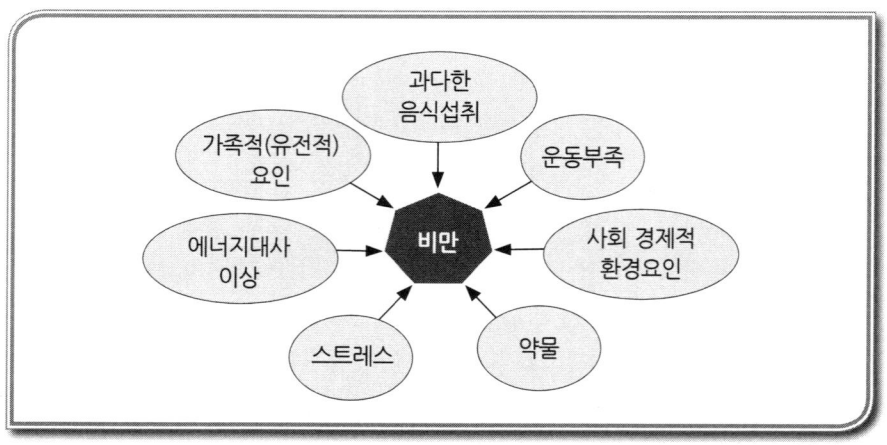

그림 2-3 비만의 원인

(1) 과다한 음식 섭취

비만은 1차적인 원인은 에너지섭취량이 소모량보다 많아 초과된 에너지가 지방으로 축적되어 비만이 초래된다. 고도비만자의 식습관 연구에 의하면 비만자는 비만하지 않은 사람에 비해 과식하며, 기름기가 많은 음식을 좋아하고 특히 저녁식사를 많이 먹고 식사속도가 빠른 것으로 나타났다. 최근 급속도로 보급되고 있는 고열량저영양식인 패스트푸드(fast food) 역시 비만의 원인이 된다. 특히 햄버거, 피자, 도넛 등의 패스트푸드를 먹을 때는 고열량저영양의 청량음료를 함께 먹기 때문에 더욱 문제가 된다. 한 조사보고서에 따르면 패스트푸드 섭취빈도가 주 1회 미만인 사람에 비해 주 2회 이상 먹는 사람의 체중이 4.5kg 더 나간다고 한다.

(2) 운동부족

운동 등 신체활동의 부족은 비만 발생에 중요한 역할을 한다. 한 연구에 따르면 비만 발생의 67.5%는 운동부족과 관련이 있다. 운동부족으로 비만이 생기면 신체활동이 어려워지고 이에 따라 더 심한 비만에 이르게 된다. 즉, 운동부족과 비만의 악순환이 형성되는 것이다. TV시청이나 컴퓨터 게임도 비만과 중요한 관계가 있다는 연구들이 있는데, 그것은 TV를 본다거나 컴퓨터 게임같이 장시간 앉아 있게 되면 에너지를 소모하는 육체적인 활동이 줄게 되고, 간식 섭취가 늘어 비만에 이르게 된다는 것이다.

(3) 가족적(유전적) 요인

유전적으로 비만체질인 사람은 체내의 열량소대사에 있어서 낭비회로가 발달되어 있지 않아 열량을 소모시키는 능력이 낮아 섭취한 에너지의 대부분이 체지방으로 전환되어 저장되므로, 정상인 보다 비만이 될 가능성이 상대적으로 높다. 그래서 특정 가족이나 인종에서 비만율이 높게 나타나는 것이다. 일반적으로 부모 중 비만한 사람이 있으면 자녀가 비만이 될 가능성이 높다. 역학조사에 의하면 부모 모두가 비만인 경우 자녀가 비만일 확률은 80%이며, 한쪽만 비만일 경우 자녀가 비만일 확률은 40%, 둘 다 정상인 경우 자녀가 비만일 확률은 17%라고 한다. 또한 형제 중 하나가 비만일 경우 다른 형제가 비만이 될 확률은 40~80%에 이른다고 한다.

(4) 사회·경제적 환경요인

급속한 경제성장에 따라 비만을 야기하는 환경적 요인이 형성되고 있다. 경제적 풍요로워짐에 따라 영양과잉, 과식, 가족과 친구들의 모임, 잦은 외식 등 영양과잉의 환경이 형성되고 자동차 보급의 확대로 운동부족의 환경이 더해져 비만이 급속도로 증가하고 있다. 이외에 심리적·사회경제적·문화적 혹은 다른 후천적인 요인에 의해 직·간접적으로 비만 인구가 늘어나고 있다. 일반적으로 후진국이나 노동량이 많은 사회에서는 비만율이 낮으며 식품의 수급이 여유롭고 활동량이 적은 나라에서는 비만율이 증가하고 있다. 국민건강영양조사(2010 보건복지부 질병관리본부)에 따르면 우리나라 비만유병률은 소득수준 상위 50%는 29%, 하위 50%는 34%로 나타나 소득이 낮을수록 비만이 많은 것으로 나타났다. 이와 같은 현상은 고소득층보다 저소득층에서 비만 발생 빈도가 높은 선진국의 일반적인 경향과 일치한다.

(5) 에너지대사의 이상

극히 드문 경우이나 내분비 이상, 사상하부 장애, 뇌하수체 종양 등으로 식욕중추가 장애가 생겨 비만이 생길 수 있다. 특히 갑상선 기능저하를 가진 사람은 기초대사량의 저하로 체중이 증가하여 비만에 이르게 되고, 늘 피곤하며 춥다고 느낀다.

(6) 스트레스

최근 스트레스가 비만의 원인이라는 연구결과가 주목을 끈다. 일반적으로 우리 몸이 스트레스를 받으면 이에 대응하기 위해 부신피질에서 당의 생성을 촉진하는 코티졸(cortisol)이라는 호르몬이 분비된다. 지나친 스트레스에 의해 코티졸의 분비가 과다해지면 기초대사량이 낮아지고, 식욕조절기능에 문제가 생겨 체내 에너지가 충분함에도 허기를 느껴 폭식을 하게 된다. 결국 스트레스가 체내 열량과다에 따른 비만의 원인이 되는 것이다. 또한 호주의 한 대학에서 쥐를 대상으로 수행한 연구결과에 따르면 스트레스는 열량이 높은 기름진 음식에 대한 선호도를 높인다. 결국 정신적인 스트레스는 음식물 섭취의 증가와 신체활동의 감소로 이어져, 에너지대사의 불균형을 초래하여 비만의 원인을 일으키게 된다.

4) 비만의 위험성

(1) 당뇨병

당뇨병은 우리 국민의 사망원인 5위인 만성질환으로 두 가지 유형이 있다. 인슐린 의존형 당뇨병(insulin-dependent diabetes mellitus, IDDM)인 1형 당뇨병과 인슐린 비의존형 당뇨병(noninsulin-dependent diabetes mellitus,

NIDDM)인 2형 당뇨병이 있다. 1형 당뇨병은 아동기에 주로 발생하며 췌장의 인슐린 분비 기능 이상이 원인이며, 2형 당뇨병은 내장지방의 증가 등 비만과 밀접한 관련이 있다.

비만인 사람은 정상체중의 사람에 비해 2형 당뇨병에 걸릴 확률이 높다. 살이 찌면 간에서 당생산이 증가하고, 말초기관에서 인슐린 효과가 떨어지는데다 식사량도 많아져 혈당이 높아지기 때문이다. 최근 국내 연구결과(2013년 1월, 서울대 의대, 국립보건원)에 따르면 비만인의 특정 유전자가 당뇨병과 관련 있는 것으로 나타났다. 이 유전자에 변이가 생기면 체질량지수가 높아지고, 혈당을 조절하는 인슐린의 농도가 높아진다는 사실을 발견했다. 결국 체중의 증가는 당뇨병 위험을 증가시킨다는 것이다. 서구에서 2형 당뇨병의 80% 이상이 비만과 관련이 있다는 보고도 있다.

미국의 통계에 의하면 경도의 비만증 환자에서 당뇨병의 발생위험도는 일반인의 2배이며, 중등도 비만에서는 5배, 심한 비만에서는 10배의 증가를 보여준다. 이 처럼 당뇨병의 발병에 중요한 역할을 하는 비만을 치료하는 것이 당뇨병의 예방과 치료에 중요한 역할을 함은 쉽게 알 수 있다. 이미 발병된 당뇨병 환자에서 체중감량이 췌장세포를 정상으로 회복시키지는 못하지만 체중의 감소로 혈당조절에 도움이 되고 혈당강하제의 사용을 감소시킬 수는 있다.

(2) 고혈압

Framingham 심장 연구에서 남성고혈압 환자에서 약 78%, 여성 고혈압 환자에서 65%가 비만과 연관이 있다고 제시하고 있다. 또한 단순한 BMI나 하체 비만(lower body obesity)보다도 중심형 비만(central obesity)에서 고혈압이 더 빈번하다는 점은 단순한 비만측정보다도 체지방 분포를 고려해야 한다는 사실을 말해준다. 비만에 의해 체내에 축적된 과도한 지방산은 교감신경활성도(sympathetic activity)를 항진시키며, 이러한 증가된 교감신경 활성도는 혈관수축반응을 증가시켜 고혈압을 유발한다는 사실이 확인되었다.

(3) 심혈관질환

일반적으로 비만은 심혈관질환의 발병률을 높인다. 살이 찌면 체지방이 증가하여 체내 산소요구량이 높아져 심장에 과부하가 걸리기 때문이다. 또한 비만인 사람은 체지방과 내장지방 함량이 많아서 혈관 내막에 콜레스테롤이 침착되어 혈관의 탄성이 줄어드는 죽상동맥경화가 생기기 쉽다. 이 때문에 수축기 고혈압이 초래되고 심장근육이 두꺼워져 심장비대현상, 협심증, 심근경색증, 말초혈관폐쇄성질환 등의 심혈관질환이 나타난다.

비만에 의한 심혈관질환을 예방하기 위해서는 체중을 줄이는 것과 혈중 콜레스테롤 함량을 줄이는 것은 매우 중요하다. 하지만 혈중 콜레스테롤을 줄이기 위해 열심히 운동을 해도 총 콜레스테롤은 대개 변화가 없는 경우가 많다. 이는 운동에 의해서 몸에 좋은 HDL(고밀도지단백)-콜레스테롤은 증가하고 몸에 나쁜 LDL(저밀도지단백)-콜레스테롤이 감소하기 때문이다. 결국 혈중 총 콜레스테롤 수치가 같아도 LDL-콜레스테롤이 많으면 심혈관질환 발생 위험이 높아지게 된다.

건강관련 연구에 의하면 미국 여성의 관상동맥 발병률은 BMI가 21인 경우에 비해 BMI 29일 때는 3.3배, BMI 27~29은 1.8배 증가하여, 체중증가가 심혈관질환의 발병률을 현저하게 증가시킴을 입증하였다.

(4) 담석증

담석증은 담즙 구성성분이 어떤 원인에 의해 돌처럼 딱딱하게 굳어 담낭이나 담관 내에 결정성으로 응결 침착되는 질병이다. 담석이 생기는 중요한 원인 중 하나는 담즙 내에 콜레스테롤 등의 지방질이 비정상적으로 증가하는 것이다. 즉, 담즙 내의 과포화상태의 콜레스테롤이 침전되면 담석이 형성되게 된다. 결국 담석증은 과식을 하거나 지방질을 많이 섭취하여 혈중 콜레스테롤 함량이 높은 비만인 사람에게 많이 나타나는 질병이다. 살이 쪄 BMI가 증가하면 담석증의 발병률도 증가하며, BMI 30 이상에서는 담석증의 발병률이 급격히 증가한다.

　일반적으로 콜레스테롤 생산은 체지방 증가에 비례하며, 체지방이 1kg 증가할 때마다 약 20mg의 콜레스테롤이 생산된다. 증가된 콜레스테롤은 담즙으로 다량 배설되며 담즙에서 콜레스테롤의 농도가 담즙산과 인지질의 농도보다 상대적으로 높으면 콜레스테롤 담석 발생 가능성이 높아지고, 다른 결석형성 촉진인자가 추가적으로 담석 발생에 관여한다.

(5) 뼈, 관절, 근육, 연결조직, 피부

　비만으로 인해 퇴행성관절염 발생이 증가한다. 무릎과 발목에 생긴 관절염은 체중 증가에 의한 관절의 직접 손상 때문이다. 그러나 체중부하가 없는 관절에도 관절염이 생기는 것을 보면 연골이나 뼈의 대사에 영향을 주는 다른 인자가 있을 것으로 생각된다.

　비만으로 인해 다양한 피부변화가 일어난다. 피부의 줄무늬(선조, striae)는 매우 흔한데, 이는 지방축적의 증가 압력에 이기지 못해 나타나는 피부변화이다. 목이나 관절이 늘어나는 부위에 생기는 흑색극피종(acanthosis nigricans)도 비만에서 흔히 동반되나 악성질환과는 관련이 없다. 비만여성에서 다모증은 생식샘호르몬(성선호르몬)의 변화를 반영한다.

(6) 호흡기계의 변화

　중증 비만으로 인해 폐기능의 변화가 일어난다. 이것은 복압의 증가로 가로막(횡격막)을 눌러 잔류폐용적(residual lung volume)이 감소되기 때문이다. 남성에서 총체지방과 관계없이 복부내장지방의 증가는 환기능력에 영향을 준다.

　비만에 동반된 수면무호흡증은 심각한 문제이다. 수면무호흡증은 남성에서 흔하고, 코골이지수나 최대야간소음강도와 관계가 있다. 야간산소포화도도 유의하게 저하되며, 목둘레가 크고 인두 주위에 지방분포가 많으면 중증 무호흡증이 발생한다.

(7) 암

비만인에게 발병이 증가하는 암의 종류가 있다. 비만한 사람에서 흔히 발생하는 암은 남성에서 대장암, 직장암, 전립선암이며, 여성에서 생식기계의 암과 담낭암이다. 비만 여성에서 자궁내막암 발생위험이 높은 이유는 지방조직에서 에스트로겐의 생산이 증가하기 때문이며, 폐경 후 여성에서 지방조직의 증가와 관련이 있다. 유방암은 총체지방보다 복부지방량과 관련이 높으며, 컴퓨터 촬영으로 측정한 복부지방의 증가량과 유방암위험도는 유의한 상관이 있었다.

(8) 내분비 변화

비만에 동반된 내분비계의 변화에서 가장 중요한 것은 생식기계의 변화이다. 즉, 비만여성은 월경이 불규칙해지고, 무배란주기가 증가하며, 임신능력이 떨어진다. 또한 임신이 되더라도 임신중독증의 발생이 증가하고, 고혈압과 제왕절개술의 빈도도 높다.

(9) 정신사회적 기능

교육, 취업, 의료 등 사회적으로 광범위한 분야에서 비만 때문에 불이익을 당하는 경우가 흔하게 나타난다. 이런 현상은 남성보다 여성에서 더 많이 나타나며, 취업의 기회가 박탈되거나 연봉에 있어서도 불이익을 당하기도 한다.

5) 비만의 판정

(1) 표준체중에 대한 현재 체중의 비율

우선 표준체중을 계산(표 2-4)하고, 표 2-5와 같이 표준체중에 대한 현재체중의 비율이 120% 이상이면 비만으로 판정한다.

표 2-4 변형된 브로카법에 의한 표준체중 계산법

신장	표준체중 계산법
160cm 이상	(신장-100)×0.9
150~160cm	(신장-150)/2+50
150cm 이하	(신장-100)×1.0

운동과 생활습관병

표 2-5 표준체중에 대한 현재체중의 비율(현재체중/표준체중×100)과 비만 판정

분류	90% 이하	91~109%	110~119%	120~139%	140% 이상
판정	저체중	정상	과체중	비만	고도비만

(2) 체질량지수(body mass index : BMI)

임상과 역학연구에서 흔히 쓰이는 단위로 우리나라 보건복지부나 세계보건기구에서도 비만을 판정할 때 이 단위를 이용한다. BMI는 체중(kg)을 키(m)의 제곱으로 나눈 값(BMI = kg/m^2)으로 차트나 표를 이용하여 구하기도 한다. 일반적으로 체질량지수는 남성과 여성 모두에서 상대적으로 신장에 대한 영향을 적게 받으면서 체지방을 잘 반영해 주지만, 전체 비만도를 잘못 나타낼 수도 있다. 예를 들어 근육이 많은 운동선수들은 체질량지수가 증가하여 실제보다 비만도가 높게 나올 수 있다.

BMI에 따른 비만 판정은 지역마다 약간 차이가 나는데 세계보건기구에서 정한 세계 평균분류와 아시아 평균분류를 각각 표 2-6과 표 2-7에 나타내었다. 아울러 BMI에 따른 사망률과 동반질병에 대한 위험정도는 그림 2-4에 나타내었다.

표 2-6 세계보건기구의 성인 BMI에 의한 체중분류

분류	BMI	비만관련질환의 위험
저체중*	<18.5	낮음
정상체중	18.5~24.9	보통
과체중	≥25.0	위험 증가
비만 전단계	25.0~29.9	경한 위험
비만 1단계	30.0~34.9	중등도 위험
비만 2단계	35.0~39.9	심한 위험
비만 3단계	≥40.0	극심한 위험

* 비만 이외의 건강문제 위험 증가

표 2-7 아시아 성인 BMI에 의한 체중 분류

분류	BMI	비만관련질환의 위험
저체중*	<18.5	낮다
정상체중	18.5~22.9	보통
과체중	>23	
위험체중	23~24.9	증가
1단계 비만	25~29.9	중등도
2단계 비만	>30	고도

* 비만 이외의 건강문제 위험 증가

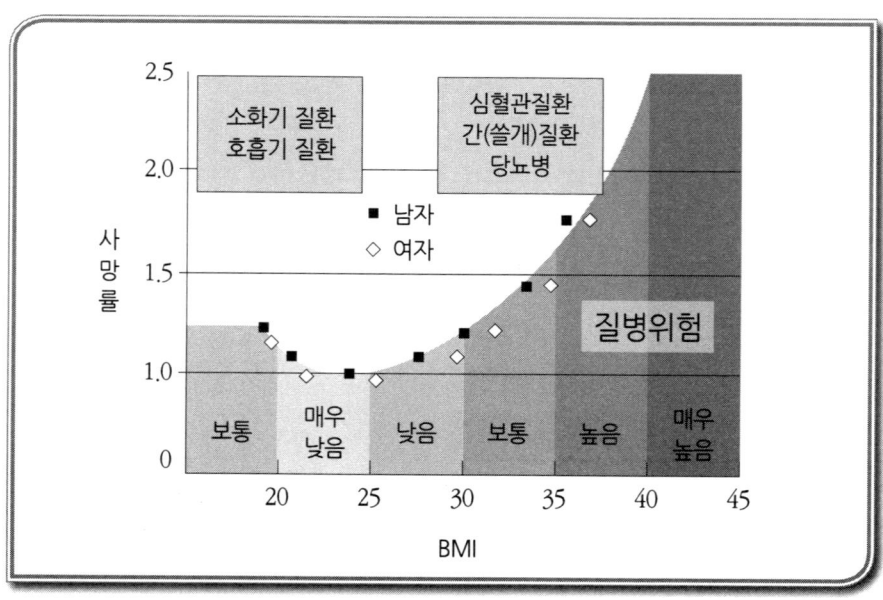

그림 2-4 BMI와 사망률과 질병의 위험도와의 관계

(3) 체지방

체지방함량으로 비만을 판정할 때는 하기도 하는데, 체지방이 전체몸무게의 약 10% 정도로 과잉된 상태를 1단계인 과체중으로 분류한다. 비만은 2단계 로서 과잉된 지방이 전체 몸무게의 20~30%를 차지하고, 남자는 25%, 여자는

30%가 일반적인 기준이 된다.

체지방은 직접 측정하기 어렵기 때문에 도구를 이용한 간접측정법이 많이 이용되는데, 체지방측정방법으로는 수중체중법(underwater weighing), 이중X선흡입법(dual X-ray absorptiometry : DEXA), 컴퓨터단층촬영(computerized tomography : CT)(그림 2-5), 자기공명영상(magnetic resonance imaging : MRI), 생체전기저항분석법(bioelectric impedance analysis : BIA)(그림 2-6), 전신전기전도도(total body electrical conductivity analysis : TOBEC), 피부두겹법(skin fold thickness) 등이 있다. 이 중 요즘 비만클리닉 등에서 많이 사용하는 방법은 피부두겹법와 생체전기저항분석법이다.

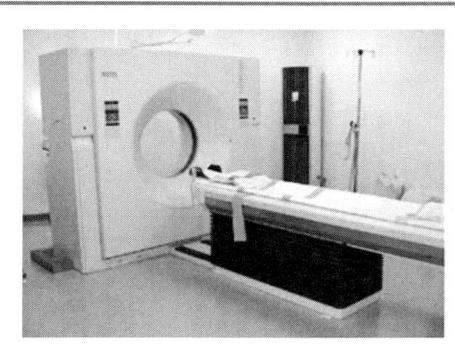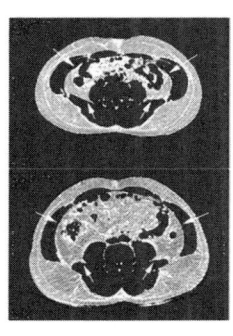

그림 2-5 컴퓨터단층촬영(computerized tomography : CT)

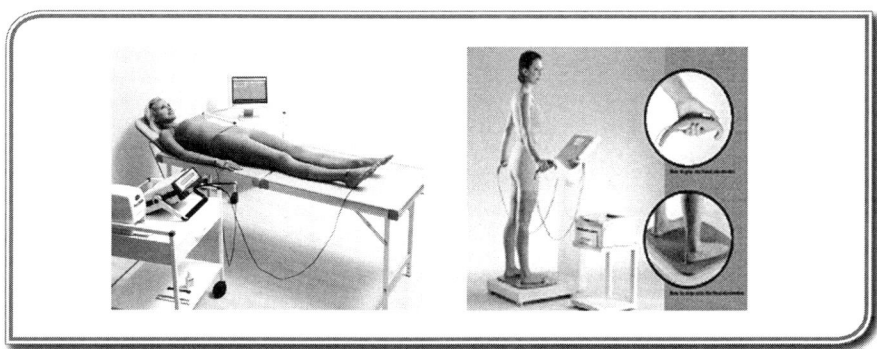

그림 2-6 생체전기저항분석법에 의한 체지방 분석

(4) 허리둘레(복부비만)

전체적인 비만의 정도도 중요하지만 지방의 체내 분포도도 매우 중요하다. 특히 지방이 배와 허리부위에 집중적으로 분포되어 있는 복부비만은 건강의 위험도를 높이는 내장지방의 과다분포와 밀접한 관계를 가지고 있다. 따라서 허리둘레는 내장 지방 축척 상태를 간접적으로 추정하는 유용한 지표로 여겨지고 있다.

세계보건기구에서는 직립자세에서 맨아래갈비뼈(최하위늑골) 아래부분과 골반의 엉덩뼈능선(장골능)의 중간부위를 측정할 것을 추천하고 있다. 기준치는 서양인에서는 여성 88cm, 남성 102cm 이상, 동양인에서는 여성 80cm, 남성 90cm 이상으로 정하고 있다. 복부비만은 다시 피하형비만과 내장형비만으로 나눌 수 있는데, 이중 대사증후군과 더욱 밀접한 관련을 갖는 것은 내장형비만이다.

6) 체중감량을 위한 다양한 방법

(1) 비만치료의 목표

비만을 치료할 때 목표를 설정하는 것은 매우 중요하다. 비만치료를 할 경우 환자나 의료진 모두가 비현실적인 치료목표를 세우는 경우가 많다. 이런 경우에는 원하는 목표를 달성하기 어렵다. 따라서 비만을 치료하기 위해서는 먼저 비만치료의 목표를 정확하게 설정하여야 한다.

체중감소의 초기목표는 표준체중 또는 정상체중에 도달하는 것이 아니라 시작체중의 10% 감소(또는 5~6kg)로 하는 것이 현실적이다. 실제로 이 정도의 체중감소에 의해서도 비만에 합병된 각종 의학적 문제는 개선된다. 보통 체지방 1kg의 열량은 7,700kcal 정도이므로 1일 섭취열량을 250~500kcal 줄이면 1개월 후 약 1~2kg의 체중감소를 기대할 수 있다.

(2) 식사요법

체중감량을 위한 식사요법은 초기에는 체중감량을 일으키고, 그 후에는 감소된 체중을 장기간 유지할 수 있도록 처방하여야 한다.

미국 국립보건원의 국립심장폐혈액연구원(National Heart, Lung, and Blood Institute : NHLBI)의 지침에 따르면 체중감량을 하고자 하는 사람은 1일 섭취량을 500~1,000kcal 정도 줄일 것을 권장하고 있다. 이 경우 1주일에 0.45~0.90kg의 체중감소를 기대할 수 있다. 또한 이 지침은 1일섭취량을 남자는 1,200~1,500kcal, 여자는 1,000~1,200kcal로 할 것을 권장하였다.

체중감량을 위한 식사요법에 있어서 영양학적으로 균형을 맞추는 것은 매우 중요하다. 만약, 일일섭취량이 1,100kcal 이하라면 비타민과 무기질의 보충이 필요하다. 체중감소의 목적은 제지방량(lean body mass) 감소는 최소화하면서 체지방을 줄이는 것이므로 장기간의 체중감소를 위해서는 혼합된 균형식을 섭취해야 한다.

(3) 행동수정요법

행동요법은 비만을 초래하는 잘못된 식이습관과 생활습관을 교정하여 음식섭취량을 감소시키고 신체 활동량과 운동량을 증가시켜 열량균형을 음의 균형(섭취열량<소비열량) 상태로 만들어 체중 감량의 효과를 높이는 것이다. 초기의 체중감소율은 다소 낮지만 장기간의 체중감소효과는 크다. 부작용이 거의 없고 중도포기율이 다른 치료방법에 비해 낮고 재발이 가장 적은 치료방법이다.

행동수정요법을 실행할 때는 비만을 초래하는 부적절한 식이습관과 생활습관을 찾아내어 조직적으로 서서히 20주 이상 장기간에 걸쳐 식이 및 생활습관을 수정하는 것이 치료효과가 좋다. 처음에는 두세 가지의 나쁜 습관을 수정하고 어느 정도 정착되면 또 다른 변화를 지속적으로 시도한다. 가족 전체가 참여하여 가족의 행동과 환경을 변화시키는 것이 체중감량의 효과가 크고 장기간 유지된다.

행동요법프로그램에는 자기관찰, 자극조절, 강화, 사회적 지지 및 인식변화 등이 포함되어야 한다.

① 자기 관찰

행동요법 프로그램의 핵심으로 치료 시작하기 전에 비만자의 개인별 식사 습관 및 행동 양식을 정확히 평가 분석하는 단계로 치료지침을 세우는 데 도움을 준다.

② 자극조절

부적절한 식이나 운동을 초래하는 자극을 조절하는 것이다. 식사 일기와 활동일기를 분석하여 문제점을 찾고, 문제행동을 유발하는 자극을 조절하기 위해 생활양식의 변화를 시도하는 단계이다.

③ 강화

긍정적인 강화와 동기를 부여하는 것이 부정적인 강화를 하는 것보다 효과가 크다. 강화의 종류로는 음식물과 같은 소모성 강화 자극, 장난감이나 학용품과 같은 조작이 가능한 자극, 시각적·청각적 자극, 칭찬과 같은 사회적 자극 등이 있다.

④ 사회적 지지

비만치료에서 가족이나 친구가 매우 중요한 역할을 하기 때문에 그들의 참여 및 지지가 필수적이다.

⑤ 인식변화

비만을 치료하려는 노력에 대해 긍정적인 인식을 가진 경우에 치료효과가 높다.

(4) 약물과 수술요법

체질량지수 $25kg/m2$(서양인은 $30kg/m2$)이상인 사람이 비만과 관련된 합병증을 동반하였을 때 약물과 수술요법을 고려하여야 한다. 비만치료 약제는 ① 중추신경계에 작용하여 식욕에 영향을 미치는 약제, ② 위창자(위장관)에

운동과 생활습관병

작용하여 영양소의 흡수에 영향을 미치는 약제가 있다.

이 방법은 수면무호흡증후군, 심혈관질환 또는 제2형 당뇨병을 갖고 있거나 동반된 다른 의학적 문제(위험인자)에 의해 수명이 단축되는 등 심각한 문제를 일으킬 가능성이 있으며, 체질량지수가 $35kg/m^2$ 이상이면 위창자의 수술적 처치가 도움이 될 수 있다.

7) 체중감량을 위한 다양한 방법

(1) 운동이 체중조절에 좋은 이유

① 운동으로 열량을 소모할 수 있다

체지방 1kg은 약 7,700kcal의 열량에 해당되므로 운동으로 열량 소모하는 것만으로 체중을 한 달에 2kg 감량하려면 15,400kcal을 소모해야 한다. 이 열량은 하루 음식물 섭취량을 약 500kcal을 줄이는 경우에 해당한다. 체중감량의 효과를 높이기 위해서는 음식물의 섭취를 줄이는 방법과 운동을 병행해야 한다. 운동을 하지 않고 식사만 줄였을 때는 제지방이 24~28% 감소하였으나 운동을 병행했을 때는 11~13%만 감소했다는 연구도 있다. 즉, 운동을 병행하면 단순히 식사감량 때 보다 근육(제지방)이 감소하는 것을 막아주어 기초대사량이 줄어드는 것을 어느 정도 막아 줄 수 있다.

요요현상은 대사속도를 저하시키고 지방섭취를 증가시키는 경향이 있다. 운동을 하면 이런 대사저하를 방지해주고, 요요현상이 나타난 환자의 체중과 체지방 감소를 증가시킨다.

식사요법, 운동요법 그리고 식사요법과 운동요법을 병행하는 경우에 대한 논문을 분석한 Miller 등(1997)의 연구에 따르면 체중감소 1년 후 식이요법과 운동요법을 병행한 그룹에서는 8.6kg의 체중감소를 유지하였고, 식사요법만 시행한 그룹에서는 6.6kg의 체중감소를 유지하여 운동요법이 체중을 감소시키는 데 도움이 된다는 사실을 보여준다.

② 지방대사를 촉진한다

운동은 체내에 축적된 지방의 동원과 대사를 촉진한다. 지방의 동원과 산화의 촉진은 체내 지방, 특히 내장지방의 연소를 촉진하게 된다. 또한 식사요법만으로 체중감량을 시도하면 점차 지방에 대한 음식 선호도가 생겨나게 되는데, 운동은 이러한 지방선호도를 감소시키는 역할을 하는 것으로 알려졌다.

③ 건강 전체에 영향을 미친다

체중 감량을 가져오지 못할 정도의 운동이더라도 운동은 건강을 좋게 하는 효과가 있다. Lee 등(1999)은 운동이 건강에 미치는 영향을 조사하기 위해 30~83세 남자 21,925명을 추적 조사하였다. 조사대상자 중 8년 동안 28명이 사망하였는데 144명이 심혈관계 질병, 143명이 암, 141명이 기타 다른 원인으로 사망하였다. 운동을 하지 않는 마른 사람은 운동을 하는 마른 사람에 비해 사망 상대위험도가 2배에 달하였다. 더 놀라운 사실은 운동을 하지 않는 마른 사람은 운동을 하는 비만자에 비해서도 사망률이 좀 더 높다는 것이다.

④ 심리적 안정감을 준다

심리적 안정은 체중 조절에 중요한 역할을 한다. 운동을 하면 덜 우울하고, 자긍심이 향상되고, 스트레스와 불안감이 저하되어 심리적으로 안정감을 갖게 되므로 체중조절에 좋은 영향을 미친다.

(2) 비만자를 위한 운동처방

① 운동형태

비만인에게 적당한 운동은 전신의 모든 근육들을 지속적으로 사용하고 심폐기관에 자극을 주는 지구성 운동이 좋다. 지구성 운동은 심장에까지 산소운반능력을 향상시키기 위한 운동으로 심폐능력의 향상과 동시에 체지방의 감소를 최대화시킨다. 예를 들면 속보, 하이킹, 조깅, 수영, 사이클링, 팔·다리에르고미터, 에어로빅스, 스케이팅, 크로스컨트리 스키, 지구성 게임 등의 다양한 운동과 스포츠 활동이 이에 해당된다. 지구성 운동을 주 운동으로 하고 근육량

운동과 생활습관병 **02**

을 유지·증진시키는 근력 운동을 복합적으로 실시할 수 있는 운동프로그램을 구성하는 것이 좋다.

② 운동강도와 시간

미국스포츠의학회(ACSM)에 의하면 체내 열량소비를 최대로 유지할 수 있도록 운동 강도와 시간이 서로 상호 보완적으로 처방되어야 한다. 일반적으로 운동강도는 최대심박수의 40~75% 정도가 적당한 것으로 제시되어 있으며, 운동시간은 45~60분이 일반적인 권장사항이며 상황에 따라서 간헐적으로 실시해도 무방하다.

심폐능력이 낮은 비만인은 운동 중에 4~6분씩 휴식을 하며 목표에 도달할 때까지 시간을 늘려 나간다. 하루 한 시간 이상의 운동은 식욕을 증가시킬 수 있지만 한 시간 이내의 운동은 체온 상승으로 인한 식욕 감소와 지방을 분해시키는 카테콜아민의 분비가 활발해져 더 효율적이다.

③ 운동빈도

운동빈도는 운동시간 내에서 총 에너지 소비량이 적절하게 분배되도록 작성되어야 한다. 최근 미국스포츠의학회(ACSM)에서는 주당 5~7일, 하루 총에너지 소비량은 300~400kcal 정도로 적극적으로 운동할 것을 제시하였다.

2 운동과 당뇨병

1) 당뇨병이란

당뇨병이란 췌장에서 분비되는 인슐린이 부족하거나 제대로 작용하지 못하여 혈액 속의 혈당이 에너지로 이용되지 않고 혈액 속에 쌓여 고혈당을 유발하고, 소변으로 당이 배설되며, 그로 인해 눈, 콩팥(신장), 신경 및 혈관에 여러 가지 합병증을 유발하는 질병을 말한다.

당뇨병은 제1형과 제2형의 두 가지 종류가 있는데, 제1형 당뇨병(IDDM)은 인슐린이 절대적으로 부족한 상태로 인슐린주사가 평생 필요한 인슐린의존성 당뇨병이다. 제2형 당뇨병(NIDDM)은 이자(췌장)에서 분비되는 인슐린의 양은 충분하거나 정상보다 많지만 비만 등에 의해 혈관 속의 포도당을 세포로 이동시키는 인슐린의 작용(그림 2-7 참조)이 원활하지 않아 혈당이 올라가(인슐린저항성) 발생하는 당뇨이다. 또한 제2형 당뇨병은 이자(췌장)의 기능이 저하되어 필요한 양보다 적은 인슐린이 분비되어 혈당이 올라감으로써 발생하기도 한다. 제2형 당뇨병은 대개 30세 이후의 성인에게 많이 발생하는데, 우리나라 당뇨병환자의 90% 이상이 제2형 당뇨병에 속한다.

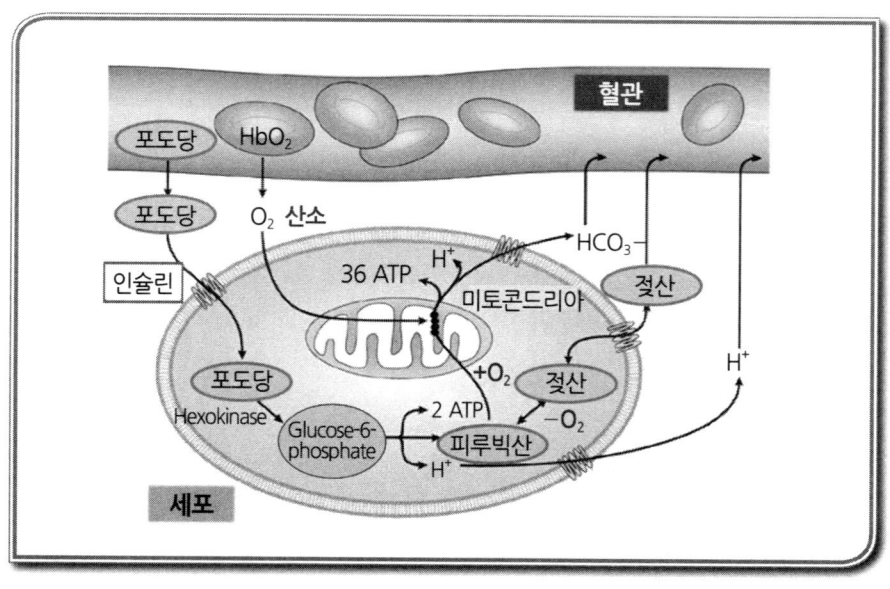

그림 2-7 혈중 포도당을 세포로 이동시키는 인슐린의 역할

2) 당뇨병의 원인

당뇨병의 원인은 포도당 대사에 영향을 주는 호르몬인 인슐린의 작용부족

운동과 생활습관병 02

이다. 필요 이상의 당질을 장기간 섭취하여 인슐린을 만드는 췌장에 이상이 발생하거나 운동부족과 비만 등도 원인이 된다. 뿐만 아니라 정신적으로 지나치게 긴장하거나 누적된 피로도 당뇨병의 원인이 된다. 당뇨병은 유전적인 요인이 강하게 작용하는데, 통계를 보면 부모 중 한 사람이 당뇨병에 걸리면 자식들 중에서 당뇨병에 걸릴 확률이 25%, 부모 모두에게 당뇨병이 있으면 50%에 이르는 것으로 나타났다.

3) 비만과 당뇨병

비만이 제2형 당뇨병의 주요 위험인자임이 확인되고 있다. 정상체중(BMI 23)인 경우에 비해 비만(BMI 35 이상)일 때 당뇨병발생률이 40배에 달한다는 보고가 있다. 체지방량 외에도 체내 지방분포도 당뇨병의 발생과 연관이 있는데, 중심성비만인 경우에는 당뇨병의 빈도가 높아진다. 그러나 실제로 BMI가 높고 허리둘레가 큰 비만환자의 70~80%가 당뇨병이 아니라는 것을 보면 비만만으로는 당뇨병을 발생시키는 인자로는 충분치 않으며 유전적인 요인이나 인슐린저항성과 인슐린분비와 같은 당뇨병의 유발인자가 상호 연관되어 작용할 것으로 생각되고 있다.

비만은 인슐린저항성의 여러 원인 중 하나에 해당하며 제2형 당뇨병이 발생한 환자에서는 비만과 인슐린저항성은 밀접한 상관관계가 있어 비만이 심할수록 인슐린저항성도 심해진다. 스웨덴 비만연구에서 비만인의 13~16%에서 당뇨병이 있었다. 그러나 위절제술로 체중이 감량된 후 당뇨병환자의 69%가 치료되었다. 또 다른 연구에서 5~11kg의 체중감소는 당뇨병의 상대위험도를 거의 50% 정도 감소시켰다.

4) 당뇨병환자들을 위한 운동지침

운동은 포도당의 대사를 촉진하고 인슐린저항성을 감소시켜 혈당을 감소시킨다. 따라서 당뇨병 치료에서 운동은 필수적이다. 당뇨병환자들을 위한 운동지침은 표 2-6에 제시하였다.

   운동이 당뇨에 필수적이지만, 운동 자체로 위험할 수 있으므로 주의해야 한다. 운동하기 좋은 시간대는 식사 후 1~3시간 사이에 실시하면 운동실시로 인한 저혈당을 예방할 수 있다. 운동을 피해야 하는 시간대는 공복 시이다. 특히 공복상태가 8시간 이상 지속된 경우와 야간성 저혈당증이 있을 때는 운동을 피해야 한다.

표 2-6 당뇨인을 위한 운동지침

운동유형	유산소 운동 : 걷기, 뛰기, 자전거 타기, 계단 오르기, 크로스컨트리 스키 등 저항성 운동(중정도의 운동강도) : 가벼운 중량을 이용하여 10-15회 반복하는 정도의 서킷 프로그램
운동강도	최대심박수의 40~60%(주관적 운동강도 11~13)
지속시간	5~10분 준비운동, 20~60분 본 운동, 5~10분 정리운동
운동빈도	3~5회/주, 인슐린 투여의 경우 매일

표 2-7 당뇨인이 운동 시 주의사항

> » 너무 춥거나 더울 때는 운동을 하지 않는다.
> » 탈수가 되지 않도록 충분한 수분을 공급한다.
> » 편안하고 발에 잘 맞는 신발을 신고 보호 장비를 갖춘다.
> » 운동 후 발 상태를 항상 점검한다.
> » 혈당조절이 제대로 되지 않을 때는 운동을 하지 않는다.
> » 외딴 곳에서 혼자 운동하지 말고 사람이 많고 동반자가 있는 상황에서 운동한다.

운동과 생활습관병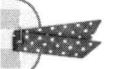

3 운동과 고혈압

1) 고혈압이란

혈압이란 혈액이 혈관 벽에 가하는 힘을 말한다. 고혈압은 18세 이상의 성인에서 수축기 혈압이 140mmHg 이상이거나 확장기 혈압이 90mmHg 이상인 경우를 말한다. 고혈압은 크게 두 가지로 분류할 수 있는데, 원인 질환이 밝혀져 있고 이에 의해 고혈압이 발생하는 경우를 이차성 고혈압이라고 하며, 원인 질환이 발견되지 않는 경우를 본태성(일차성) 고혈압이라고 한다. 전체 고혈압 환자의 약 95%는 본태성 고혈압이다. 본태성 고혈압이 생기는 근본적인 이유는 명확하지 않지만, 심박출량(심장에서 1분 동안 박출하는 혈액의 양)의 증가나 말초 혈관저항의 증가에 의한 것으로 생각된다.

1997년 미국고혈압합동위원회 6차보고서(Joint National Commission, JNC VI)에서는 고혈압의 진단, 평가 및 치료에 대해 고혈압의 위험영역을 재분류(표 2-8)하였다.

표 2-8 혈압의 분류 (Joint National Commission, JNC VI)

혈압분류	수축기(mmHG)	이완기(mmHg)
적정	<120	<80
정상	120~129	85~84
높은 정상	130~139	85~89
고혈압 1도(경증)	140~159	90~99
고혈압 2도(중등도)	160~179	100~109
고혈압 3도(중증)	≥180	≥110

2) 고혈압의 원인

고혈압은 매우 흔한 질환이다. 국민건강영양조사 보고서(2011년)에 따르면 우리나라의 만 30세 이상 성인의 고혈압유병률(수축기혈압 140mmHg/dL 이상이거나 이완기혈압 90mmHg/dL 이상 또는 혈압강하제를 복용하는 분율)은 30.8%로 나타나 성인 3명 중 한 명은 고혈압환자로 밝혀졌다. 이 조사에서 고혈압 환자는 나이가 들수록 많아지는 것으로 조사되어 60대의 55.4%, 70대의 66.6%가 고혈압환자인 것으로 밝혀졌다. 나이가 많을수록 고혈압환자도 많아지지만, 고혈압이 정상적인 노화과정인 것은 아니다. 고혈압의 원인으로는 가족력, 비만, 짜게 먹는 사람, 알코올남용 및 중독, 스트레스, 운동부족, 고령, 흡연 등이 있다.

3) 일반적인 증상과 진단

초기 고혈압환자의 경우 두통, 견비통(오십견), 시력장애, 현기증 등의 증세가 나타나지만, 지속적인 고혈압으로 혈압이 계속해서 높은 상태로 유지되는 경우는 자각증상이 거의 없는 것이 특징이다. 고혈압 여부를 확인하기 위해서는 최소한 3회 이상 혈압을 반복 측정하여 최고혈압에서 20mmHg 변동이 있으면 이상이 있는 상태이다. 정확한 진단에 의한 조기관리는 고혈압으로 인한 2차적인 합병증을 막는 지름길이다.

고혈압의 합병증은 고혈압성 및 동맥경화성으로 나눌 수 있는데 고혈압성 합병증은 고혈압 자체로 발생하므로 혈압조절로 예방이 가능하나 동맥경화성 합병증은 그 원인이 고혈압 외에도 여러 위험요소가 있어 치료 및 예방에 여러 가지 발생요인을 고려하여야 한다. 이에는 관상동맥심장 질환, 울혈성 심부전증, 뇌졸중, 폐쇄성 혈관질환, 신부전증 등이 나타나게 된다.

4) 고혈압의 운동지침

정상인이든 고혈압 환자든 운동을 시작하면 혈압과 맥박이 증가한다. 그러나 운동의 종류에 따라 혈압과 맥박의 반응이 다르다. 유산소운동은 수축기혈압과 맥박수는 증가시키지만 이완기혈압에는 영향을 미치지 않는다. 이는 혈

운동과 생활습관병 02

관의 저항이 감소하기 때문이다. 또한 운동 후에는 혈압이 감소되는데 이는 혈관의 저항이 감소된 상태에서 심박출량이 상대적으로 감소되기 때문이다. 무산소운동은 수축기혈압, 이완기혈압, 맥박수가 모두 증가된다. 따라서 고혈압환자에게는 유산소운동이 권장된다.

(1) 유산소운동

ACSM은 가벼운 고혈압 환자에게 지구성운동을 권장한다.

> » 운동형태 : 대근활동
> » 운동빈도 : 주 3~5일
> » 운동시간 : 20~60분
> » 운동강도 : 최대산소섭취량의 50~85%
> ※ 현저하게 높은 혈압을 지닌 환자들에게는 약물요법처치 이후 다소 낮은 강도(40~70%)의 운동이 권장된다.

(2) 저항성운동

고혈압환자에게 일반적으로 유산소운동을 권장하고 있지만 최근 혈압의 감소와 심혈관계건강의 개선에 대한 저항성운동의 이점이 인정되었다. 2000년 미국심장협회(american heart association : AHA)의 최근 지침은 ACSM의 권장사항인 낮은 강도에서 중등도 강도의 저항성운동은 근력과 근지구력 개선, 만성적 치료질환의 예방 및 관리, 심혈관계 위험인자들의 변화, 심리적으로 좋은 상태로의 개선 등을 인정하였다.

실제로 가벼운 고혈압이 있는 남성을 대상으로 12주 유산소운동과 서킷 웨이트 트레이닝을 실시한 결과 안정 시 수축기혈압과 이완기혈압이 13~14mmHg 정도 감소되었다는 결과가 보고되었다.

(3) 운동 시 주의사항 및 예방지침

운동 중 어지럽거나 구토, 두통, 심한 피로감, 가슴통증 등이 나타날 때는 운동을 멈추어야 한다. 그리고 고혈압은 갑작스런 기온변화에 노출되면 위험하므로 새벽 실외 운동은 피해야 한다. 또한 준비운동과 마무리운동은 반드시 해야 한다. 스트레칭과 체조를 해서 체온을 상승시킨 후 약 10분 정도는 걷기를 한 후에 조깅을 할 수 있도록 한다.

미국국립보건연구원(NIH) 산하 국립심장폐혈액연구소(NHLBI)는 운동과 식이요법을 강조하는 새로운 고혈압 예방지침을 표 2-9와 같이 발표했다. 또한

표 2-9 고혈압 예방지침

» 하루 최소한 30분 이상 운동하고, 체중은 정상수준을 넘지 않도록 한다.
» 과일, 야채, 저지방낙농식품을 많이 먹는다.
» 칼륨을 하루 3,500mg 이상 섭취한다. 칼륨은 메기, 바나나, 녹색콩 등에 많이 함유 되어있다. 칼륨보충제를 사용해도 된다.
» 알코올은 남자는 하루 2잔, 여자는 1잔으로 제한한다.
» 염분섭취는 하루 2.4g을 넘어서는 안 된다.

표 2-10 고혈압 예방을 위한 식생활가이드

» 정상체중을 유지한다.
» 염분 섭취를 제한한다.
» 술의 섭취를 주의한다.
  • 술의 허용량 : 맥주 1~2캔, 소주 1~2잔, 포도주 120~240㎖ 정도
» 총 지방 섭취를 제한하며, 포화지방의 섭취를 줄인다.
» 섬유소는 충분히 섭취한다.
  • 섬유소를 섭취할 경우 콜레스테롤 수치도 낮춰 주고 체중조절에도 도움이 된다. 섬유소는 신선한 채소, 잡곡, 콩류, 해조류 등에 많다.
» 규칙적으로 운동을 한다.

운동과 생활습관병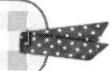

우리나라 서울대학교병원에서는 고혈압예방을 위한 식생활가이드를 표 2-10과 같이 발표했다.

4 운동과 골다공증

1) 골다공증이란

골다공증은 골절위험성이 증가될 수 있는 약해진 골강도를 특징(그림 2-8)으로 하는 골격장애를 말한다(미국 국립보건원 정의 NIH, 2000). 골다공증은 필요한 골량이 감소되어 가벼운 충격에도 쉽게 골절이 유발되는 질환이다. 즉 골밀도가 감소되는 것이다. 국민건강영양조사 보고서(2009)에 따르면 우리나라 만 50세 이상의 남자 8.1% 여자 38.7%가 골다공증환자로 조사되어, 여자가 남자에 비해 4배 이상 높았다. 또한 골다공증의 인지율 26.4%(남자 6.4%, 여자 30.3%), 치료율은 12.7%(남자 4.3%, 여자 14.3%)로 다른 만성질환의 관리지표에 비해 낮은 수준으로 나타났다.

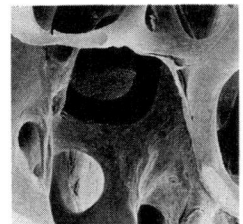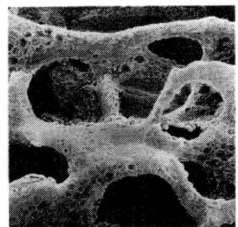

그림 2-8 정상적인 뼈와 골다공증인 뼈

2) 골다공증의 원인

골다공증의 원인은 확실하지 않다. 그러나 많은 요인이 이러한 골다공증의 상태를 진행시키는데 관여한 것으로 알려져 있다. 골다공증의 원인은 나이(노화), 저체중, 칼슘섭취가 부족한 식사, 운동부족, 유전, 호르몬(특히 여성호르몬인 에스트로겐)분비 저하, 비타민 부족, 내과적 질환(갑상선기능항진증, 암 등), 흡연 등 여러 가지 요소가 관여한다.

  미국 예방의료서비스 특별대책위원회(preventive services task force, USPSTF)에서 20만 명의 폐경기여성을 대상으로 골다공증에 대한 연구를 수행하였는데, 골다공증은 나이가 많아짐에 따라 위험성이 증가하는 것으로 나타났다. 50~54세의 여성에 비해 65~69세는 5.9배, 75~79세는 14.3배 골다공증 위험성이 높아진다고 하였다.

3) 뼈의 성장과 골다공증의 운동처방

  뼈의 성장과 골다공증 예방에 비타민 D의 역할이 매우 중요하다. 칼슘의 체내흡수를 도와주는 비타민 D는 식품을 통해서는 필요량의 20% 정도를 얻고, 나머지 80%는 피부가 햇빛을 받을 때 합성된다. 피부가 햇빛에 과다하게 노출되어 화상을 입는 것만 피하고 하루 30분만 얼굴과 손을 햇빛에 노출시키면 하루 체내에 필요한 비타민 D는 충분히 만들어질 수 있다. 그러므로 하루 30분 이상은 걷기 등 가벼운 운동을 하며 햇볕을 쬐면 뼈의 성장과 골다공증 예방에 많은 도움이 된다. 아울러 칼슘과 단백질도 충분히 섭취해야 뼈의 건강을 지킬 수 있다.

(1) 골밀도 증가를 위한 운동형태

  체조선수(체조운동 시 체중의 10~12배의 지표반발력 발생)의 골밀도가 장거리 육상선수의 골밀도보다 높으며, 수중운동자의 골밀도는 상대적으로 더 낮다. 또한 자유부하운동이나 운동기구를 이용하는 운동이 폐경기여성의 엉덩이관절(고관절)의 골밀도를 증가시키는 것으로 보고되고 있으며, 가임기여성을 대상으로 6개월 동안 매주 3일, 50회의 두발뛰기 운동 후 골밀도가 4%가 증가했다는 보고가 있다. 이와같이 강한 근수축을 이용하는 운동형태가 뼈 대사에 긍정적인 영향을 미친다. 반면 걷기운동만으로는 폐경기여성의 뼈 손실을 감소시키는 데 효과적이지 않은 것으로 보고되어 적정 강도 이상의 운동이 필요하다는 것을 알 수 있다.

(2) 운동에 의한 뼈 생성 효과의 유지

운동에 의해 생성된 골밀도는 6~7개월 유지되는 것으로 보고되었으며, 사춘기전의 아동은 성장과정 중이므로 운동정지 후에도 기계적 부하와 관련된 골격의 이로운 점이 성인보다 더 유지되며, 고도의 기계적 부하에 대한 내성도 성인보다 더 높다.

뼈 성장과 골다공증 예방 및 개선을 위한 운동부하는 국소적 효과로 인하여 뼈 대사작용 또한 부하가 주어진 뼈 부위에서만 발생함을 고려하여야 한다. 뼈에 대한 부하는 일상생활에서의 부하보다 유의하게 강해야 하며 부하가 제거되면 뼈에 대한 긍정적인 효과도 소실된다. 골밀도 값이 낮은 개인은 부하의 증가를 통해 최대 골밀도 값을 증진시킬 수 있다.

표 2-11 뼈 성장과 골다공증 예방 및 개선을 위한 신체활동 지침

소아 및 청소년	놀이를 모방하여 점핑을 포함하는 신체활동이 효과적이다. 24인치 상자에서 점핑 100회, 3회/주
건강한 가임기 여성	선자세에서 하체 자유부하 근력운동 : 6~10RM(1RM의 80%)으로 2~3세트, 3일/주 나무마루와 같은 특정장소에서 두발 점핑 50회, 3일/주
골다공증이 없는 건강한 폐경기 여성	내성강화를 위한 운동기구 또는 자유부하 웨이트트레이닝 : 10~15M으로 1~3세트로 시작하여 6~10RM(1RM의 80%)으로 2~3세트로 점증적 시행, 최소한 2~3일/주
골다공증이 있는 여성	체중 저항을 이용하는 4~6종의 체중지지 하체 근력운동을 5~8회 반복으로 1~3세트, 2~3일/주

5 운동과 고지혈증 및 심혈관질환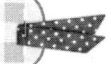

1) 고지혈증이란

고지혈증은 혈중 지방성분이 높은 상태로, 일반적으로 총콜레스테롤이 240 mg/dL을 넘거나 중성지방이 200mg/dL 이상일 때 고지혈증이라고 한다. 혈중 콜레스테롤 또는 중성지방의 증가가 동맥경화, 고혈압, 심혈관계질환 등의 위험요인이 되기 때문에 문제가 된다.

고지혈증에 대한 치료목표는 콜레스테롤과 중성지방값 모두 200mg/dL 이하를 유지하는 것으로 한다. 치료지침으로는 콜레스테롤값이 200~250mg/dL일 때는 주로 식이요법, 250~300mg/dL일 때는 식이요법과 약물요법 병행, 300mg/dL 이상일 때는 철저한 지질저하약물의 투여가 필요하다.

2010년 국민건강영양조사(보건복지부 질병관리본부) 결과(그림 2-9)에 따르면 우리국민의 고콜레스테롤혈증 유병률은 매년 조금씩 증가하고 있으며 남자에 비해 여자의 유병률이 높은 것으로 나타났다.

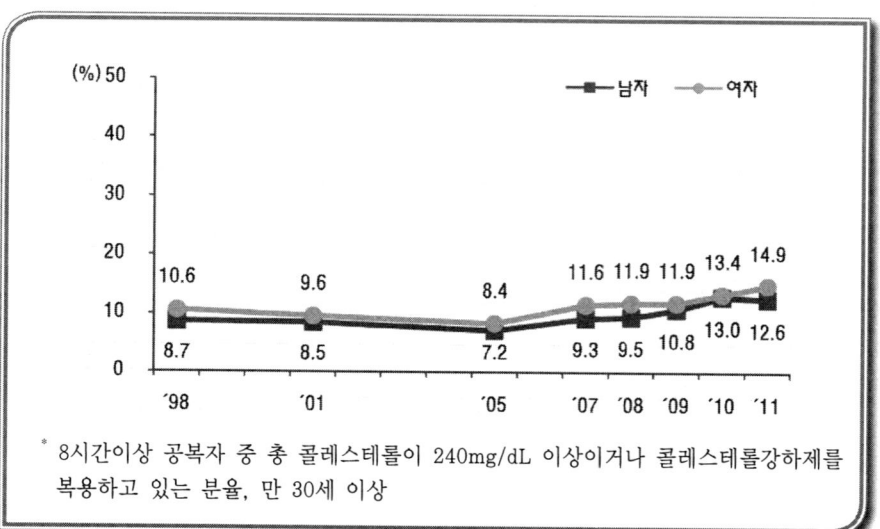

* 8시간이상 공복자 중 총 콜레스테롤이 240mg/dL 이상이거나 콜레스테롤강하제를 복용하고 있는 분율, 만 30세 이상

그림 2-9 우리국민의 고콜레스테롤혈증 유병률*

2) 콜레스테롤이란

콜레스테롤은 스테로이드호르몬(스트레스 반응 등에 필요한 호르몬)의 재료이며, 세포막을 구성하는 주요한 성분이기도 하다. 따라서 콜레스테롤은 생체에 필수적인 중요한 물질이라 할 수 있다. 하지만 혈중 콜레스테롤의 상승은 심혈관계질환의 발생을 증가시킨다. 우리나라 2010년 사망원인통계 결과(통계청 사회통계국 인구동향과)를 보면 고콜레스테롤이 원인이 되는 심장 및 혈관 관련질환의 사망률이 22.3%에 달해 암(28.2%) 다음으로 높은 비율을 차지하고 있음을 알 수 있다.

지용성인 콜레스테롤이 혈액을 통해 운반되려면 물과 섞일 수 있는 상태를 유지해야 한다. 따라서 지단백(lipoprotein)과 같은 수송체계가 필요하게 된다. 콜레스테롤은 결합하고 있는 지단백질에 따라 고밀도지단백(High Density Lipoprotein, HDL) 콜레스테롤과 저밀도지단백(Low Density Lipoprotein, LDL) 콜레스테롤로 대별된다.

이 중 HDL은 결합된 콜레스테롤보다 단백질 함량이 많아 밀도가 높은 것으로 혈액 속의 콜레스테롤을 간으로 옮겨 분해시키므로 혈관벽으로부터 콜레스테롤을 제거하는 작용이 있어 관상동맥질환의 예방인자로 알려져 있다. 대개 35mg/100mL 이상을 정상으로 보지만 수치가 높을수록 건강에 도움이 된다.

반면에 LDL은 결합된 콜레스테롤보다 단백질 함량이 적어 밀도가 낮은 것으로 콜레스테롤을 혈액으로 옮겨 플라그를 형성시켜 동맥경화나 심장질환을 유발시키는 원인이 되며 LDL의 정상수치는 0-130mg/dL 이다. 초저밀도지단백(very low density lipoprotein : VLDL)은 지방을 세포로 운반시키는 관상동맥질환의 위험인자로 알려져 있고, LDL은 주로 VLDL의 대사후반환물질로 생성되며, 혈중지방질의 50%를 차지하고, 75%의 혈중 콜레스테롤이 포함된다.

3) 콜레스테롤과 운동

신체활동이 콜레스테롤의 변화에 영향을 미친다는 연구에 의하면 활동적인 사람은 비활동적인 사람에 비해 HDL 농도는 높고 LDL 농도는 낮으며, HDL 농도는 체력수준이 높을수록 증가한다고 보고되어 규칙적인 운동이 심혈관계 질환의 위험을 낮추는 효과가 있음을 알 수 있다.

4) 고지혈증과 심혈관질환

심혈관질환은 심장질환과 혈관질환을 포함한다. 이 중 혈관질환은 혈액 내 지질의 함량이 높아져 플러그가 형성(그림 2-10)되므로 시작되며, 죽상동맥경화증, 관상동맥질환, 뇌졸중, 말초혈관질환, 동맥류 등이 있다. 이런 질환의 위험요인으로는 흡연, 고지혈증(고콜레스테롤혈증), 고혈압, 당뇨, 가족력(유전), 운동부족, 연령증가, 스트레스, 여성의 경우 폐경 등이며, 이러한 위험요인을 복합적으로 가질수록 병의 위험도 증가한다.

5) 심혈관질환과 운동

규칙적인 운동은 허혈성(조직, 장기의 산소수요에 대해 그 공급원인 혈류가

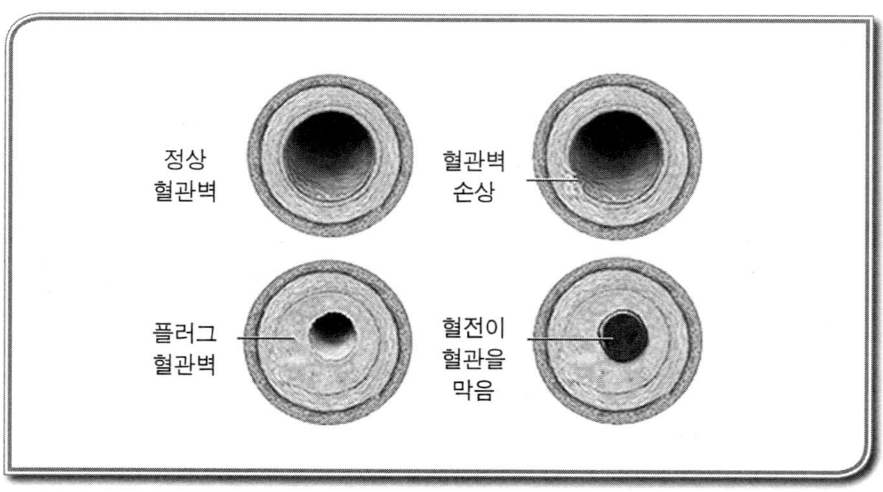

그림 2-10 심혈관질환의 원인이 되는 혈관 플러그

절대적 또는 상대적으로 부족한 상태) 심장질환의 발생을 예방하고, 기존의 질환이 진행된 사람에서 증상이 생기는 것을 지연시키며, 심근경색 이후의 체계적인 운동은 사망률과 급사를 20~25%까지 감소시킬 수 있다.

운동의 여러 가지 이점에도 불구하고 관상동맥질환을 가진 환자에서 잘못된 운동은 위험할 수 있으며 운동을 하지 않던 심장질환환자가 체중감량을 위해 갑자기 운동을 하는 경우 특별한 주의가 필요하다.

6) 고지혈증 및 심혈관질환의 운동처방

규칙적인 운동은 총콜레스테롤 및 LDL의 수치를 낮추고 HDL을 증가시켜 준다. 뿐만 아니라 중성지방을 분해하는 소화효소인 리파제(lipase)에 직접 작용하여 중성지방의 분해를 촉진하며, 지방을 에너지원으로 사용하여 몸속의 지방수치를 낮추는 역할까지 한다.

(1) 운동종류

이상적인 운동형태는 유산소운동으로, 빨리걷기, 자전거 에르고미터, 트레드밀 걷기, 조깅, 수영, 등산 등의 전신운동이다.

(2) 운동강도

고지혈증의 위험요소가 다른 심장질환의 위험요소와 비슷하기 때문에 지나친 운동으로 갑자기 발생할 수 있는 심장문제를 예방하기 위해서는 고지혈증 발병 위험군은 운동을 시작하기 전에 반드시 사전검사를 통해 적절한 강도의 운동을 처방받는 것이 필요하다.

구체적인 운동강도는 최대심박수의 60~80%의 심박수를 유지하는 것인데, 심박수측정이 곤란하다면 약간 힘들다고 느껴지는 강도인 자각적운동강도(rate of perceived exertion : RPE) 11~13을 유지하면 된다. 운동초기 4주는 최대심박수의 60% 정도로 운동하다가 점차 강도를 높여 최대심박수 80%에 도달하도록 한다.

(3) 운동시간 및 빈도

목표심박수의 운동강도에서 15~45분 간 지속하면 약 200~300kcal 정도의 에너지를 소비할 수 있다. 그러므로 운동 초기에는 15~30분 정도 하다가 2주 후에는 5분 정도 증가시키는 것이 좋으며, 운동빈도는 주당 3~5회 규칙적으로 하는 것이 효과적이다.

6 운동과 대사증후군

1) 대사증후군이란

대사증후군이란(metabolic syndrome)이란 만성적인 대사 장애로 인하여 내당능 장애(당뇨의 전 단계, 공복 혈당이 100mg/dL보다 높은 상태, 적절한 식사요법과 운동요법에 의해 정상으로 회복될 수 있는 상태), 고혈압, 고지혈증, 비만, 심혈관계 죽상동맥 경화증 등의 여러 가지 질환이 한 개인에게서 한꺼번에 나타나는 것을 말한다.

대사 증후군의 발병 원인은 잘 알려져 있지 않다. 일반적으로 인슐린 저항성(insulin resistance)이 근본적인 원인으로 작용한다고 추정하고 있다. 인슐린 저항성이란 혈당을 낮추는 인슐린에 대한 몸의 반응이 감소하여 근육 및 지방세포가 포도당을 잘 섭취하지 못하게 되고 이를 극복하고자 더욱 많은 인슐린이 분비되어 여러 가지 문제를 일으키는 것을 말한다. 인슐린 저항성은 환경 및 유전적인 요인이 모두 관여하여 발생하는데, 인슐린 저항성을 일으키는 환경적 요인으로는 비만이나 운동 부족과 같이 생활 습관에 관련된 것이 잘 알려져 있고, 유전적인 요인은 아직 밝혀지지 않았다.

2) 진단

여러 진단 기준이 있지만 일반적으로 아래의 기준 중 세 가지 이상이 해당되면 대사 증후군으로 정의한다.

① **중심비만**(central obesity): 남자의 경우 허리둘레가 102cm 초과, 여자의 경우 허리둘레가 88cm 초과(동양인의 경우 남자 허리둘레 90, 여자 80 이상)
② **고중성지방 혈증**(hypertriglyceridemia): 중성지방이 150mg/dL 이상
③ **낮은 고밀도지단백 콜레스테롤**(HDL-cholesterol): 남자의 경우 40mg/dL 미만, 여자의 경우 50mg/dL 미만
④ **공복혈당이 100mg/dL 이상**
⑤ **고혈압**: 수축기 혈압이 130 mmHg 또는 이완기 혈압이 85mmHg 이상인 경우

* 출처 : 국가건강정보포털, 서울대학교병원

3) 대사증후군과 운동

대사증후군은 대사질환의 한 유형이므로 약물이나 진료, 수술 등 의학적인 접근 이전에 식사조절과 규칙적인 신체활동으로 생활양식을 바꾸는 것이 효과적이다. 또한 인슐린 분비 부담이 적은 '저혈당지수' 음식을 먹으면서 비만을 줄이고 꾸준히 운동하는 것이다. 또한 비만은 대사증후군의 핵심요소이므로 운동처방지침은 비만 환자에 그 기초를 두는 것이 바람직하다.

운동요법으로 ACSM에서는 대사증후군을 위한 운동 프로그램으로 유산소 지구성운동과 서킷 저항성운동의 복합운동처럼 심폐지구력, 근력, 근지구력을 향상시킬 수 있는 운동을 권장한다. Shahid 등(2000)은 효과적인 운동 종목은 유산소운동이며 운동강도는 최대산소섭취량의 40~65%로 하여 1회당 20~45분 지속하여 주 3~4회 시행하는 것을 제안하고 있다. 유산소 운동은 하루30분 정도 걷기, 조깅, 자전거타기. 수영, 줄넘기 등은 체중을 줄이며 혈압

개선과 혈중 콜레스테롤 감소, 당뇨병 발생위험을 줄이는데 효과가 있다. 근력운동은 대사증후군의 유병률이 근육의 감소와 관계가 있는 연령과 비례함으로 근육운동을 통한 대사기능의 향상은 인슐린 저항성을 낮춰주며 기초대사량을 늘리고 복부지방을 개선하는데 상당한 효과를 나타낸다.

7 운동과 암

1) 암이란

신체를 구성하는 가장 작은 단위인 세포(cell)는 정상적으로는 세포 자체의 조절 기능에 의해 분열 및 성장하고, 수명이 다하거나 손상되면 스스로 사멸(죽어 없어짐)하여 전반적인 수의 균형을 유지한다. 그러나 여러 가지 원인에 의해 이러한 세포 자체의 조절 기능에 문제가 생기면 정상적으로는 사멸해야 할 비정상 세포들이 과다 증식하게 되며, 경우에 따라 주위 조직 및 장기에 침입하여 종괴(덩어리)를 형성하고 기존의 구조를 파괴하거나 변형시키는데, 이러한 상태를 암(cancer)으로 정의할 수 있다.

보통 '종양(tumor)'이라고 하면 신체 조직의 자율적인 과잉 성장에 의해 비정상적으로 자라난 덩어리를 의미하며, 양성종양(benign tumor)과 악성종양(malignant tumor)으로 구분할 수 있다. 양성종양이 비교적 성장 속도가 느리고 전이(metastasis; 종양이 원래 발생한 곳에서 멀리 떨어진 곳으로 이동함)되지 않는 것에 반해 악성종양은 주위 조직에 침윤하면서 빠르게 성장하고 신체 각 부위에 확산되거나 전이되어 생명을 위협하게 된다. 따라서 악성종양을 암과 동일한 의미로 생각할 수 있다.

2) 암의 원인

암은 우리국민의 사망원인 1위(2010년 기준 28.2%) 질환이다. 암을 일으키

운동과 생활습관병

는 요인은 크게 유전적 요인과 잘못된 식습관, 흡연, 스트레스, 활성산소, 대기오염 등 다양하다.

표 2-12 국내 주요 발생 암의 일반적인 원인

암 종류	일반적인 원인
위암	식생활(짠 음식, 탄 음식, 질산염 등), 헬리코박터 파이로리균
폐암	흡연, 환경오염(비소, 석면, 대기오염 등)
간암	간염바이러스(B형, C형), 간경변증, 아플라톡신
대장암	유전적요인, 고지방식, 저식이섬유 섭취
유방암	유전적요인, 고지방식, 여성호르몬, 비만
자궁경부암	인유두종바이러스, 성관계

3) 암과 사망률

통계청에서 발표한 2010년 사망원인통계를 보면 암에 의한 사망률(인구 10만명당)은 144.4명으로, 폐암(31.3명), 간암(22.5명), 위암(20.1명) 순으로 나타났다. 암 사망률은 남녀가 다르게 나타났는데 남성은 폐암(45.7명), 간암(33.4명), 위암(26.1명)의 순이었지만, 여성의 경우는 폐암(16.9명), 위암(14.1명), 대장암(13.5명)순이었다. 전체적으로 남성의 암 사망률(181.0명)은 여성(107.8명)보다 1.68배 높게 나타났는데, 특히 남성은 식도암에서 여성의 12.76배, 간암 2.92배, 폐암 2.71배 높았다.

표 2-13 악성신생물(암)의 성별 사망률 추이, 2000-2010 (단위: 인구 10만명당, %)

		악성신생물(암)	식도암	위암	대장암	간암	췌장암	폐암	유방암	자궁암	전립샘암	뇌암	백혈병
남녀 전체	2000	121.4	3.2	24.2	8.8	21.1	5.7	24.3	2.5	2.8	1.1	2.1	2.9
	2009	140.5	2.8	20.4	14.3	22.6	8.2	30.0	3.8	2.5	2.5	2.1	3.1
	2010	144.4	2.7	20.1	15.4	22.5	8.6	31.3	3.7	2.6	2.7	2.4	3.2
남	2000	154.9	5.7	31.2	9.4	32.3	6.5	36.0	0.1	-	2.3	2.2	3.3
	2009	176.3	5.2	26.9	15.9	33.9	9.0	43.8	0.1	-	5.0	2.2	3.4
	2010	181.0	5.0	26.1	17.4	33.4	9.3	45.7	0.0	-	5.3	2.6	3.7
여	2000	87.7	0.6	17.2	8.3	9.9	4.9	12.5	4.8	5.5	-	1.9	2.4
	2009	104.7	0.4	13.9	12.7	11.4	7.4	16.3	7.6	5.1	-	2.0	2.8
	2010	107.8	0.4	14.1	13.5	11.5	8.0	16.9	7.5	5.1	-	2.2	2.8
사망률 성비 (남/여)	2000	1.77	8.99	1.81	1.13	1.13	1.32	2.87	0.02	-	-	1.14	1.36
	2009	1.68	11.85	1.93	1.25	1.25	1.21	2.69	0.01	-	-	1.10	1.24
	2010	1.68	12.76	1.84	1.29	1.29	1.17	2.71	0.01	-	-	1.20	1.32

4) 운동처방

대부분의 암들은 평생 동안의 금연, 규칙적인 신체활동, 충분한 수면과 같은 올바른 생활습관으로 예방할 수 있다. 규칙적인 신체활동 역시 에너지 대사를 개선시키며 암 예방에 효과적이며 대장암의 경우 대장의 배변기능을 향상시켜 암 유발의 원인들이 체내에 존재하는 시간을 줄임으로써 암을 예방 할 수 있고, 유방암의 경우 폐경 후 여성의 유방조직에 에스트로겐이 미치는 영향을 운동으로 감소시킨다. 암 예방을 위해서는 주 5회 이상, 하루 30분 이상 땀이 날 정도로 걷거나 중강도 이상의 신체활동이 필요하다. 특히 암환자 운동은 암의 종류, 암의 진행 단계, 치료 방법, 치료의 부작용 및 대상자의 연령, 성별, 평상시 일상생활 정도 등을 고려하여야 한다.

운동과 생활습관병 02

(1) 운동의 형태

암환자 운동은 신체 상태 및 특성에 맞게 처방되어야하나 일반적으로 암환자의 체력은 약해져 있으므로 먼저 심폐기능을 향상시켜 체력을 증진시켜주는 것이 필요하다. 근육을 많이 사용하여 산소를 소모하게 하는 유산소운동으로 걷기, 조깅, 에어로빅 댄스, 정지형 자전거 타기, 수영과 같이 대근육군을 사용하여 골격근의 산화능력과 산소섭취량의 증가를 초래할 수 있는 운동이 권장된다. 유산소운동은 주당 3~5일, 저항운동은 주당 2~3일이 적당하다.

특히 암환자의 경우 에너지와 기능이 상실된 상태이므로 특별한 훈련 없이 수행할 수 있으며 상해의 위험이 적고 낮은 체력수준을 가진 사람도 실시할 수 있는 걷기 훈련이 적합하며 운동일지와 지속적인 관심을 통한 자기모니터링과 동기부여가 증상완화와 근력향상에 효과적이다

(2) 운동의 강도

운동 프로그램을 통해 심폐지구력의 유지 및 향상을 위해서는 운동 강도가 인체에 적절한 자극을 가할 수 있는 정도가 되어야 한다. 운동강도는 예비산소섭취량 또는 예비심박수의 40~60% 강도로 운동을 시작하는 것이 좋다. 또한 심폐 기능을 증진시키기 위해서는 안정시 심박동수가 목표 심박동수에 도달한 후 적어도 20분은 지속되어야 한다.

암환자가 적당한 강도의 규칙적인 운동은 실시하게 되면 심폐 기능과 근육의 효율성을 증진시킴과 각종 면역 세포의 수를 증가시킬 뿐 아니라 호중구와 대식세포의 식작용, 림프구의 증식 반응 및 항체 생산, 자연 살해 세포의 활성도 등 면역 기능을 증진시킨다. 그러나 개인의 스트레스 내성을 초과하는 고강도의 운동은 신체 내에서 스트레스로 작용하여 면역학적 향상성을 방해하거나 하체 반응을 억제시켜 오히려 질병을 악화시킬 수 있다.

(3) 운동시간 및 빈도

운동의 횟수도 최소한 3일은 지속하여야 하며 특히 암환자들은 최대운동 능력의 60% 강도 이하, 매주 3~4일, 1회 총 운동 시간이 30~40분정도의 운동이 적합하다. 지나치게 동적인 운동은 근육의 손상을 초래할 수 있으므로 스트레칭 또는 걷기와 같은 운동이 좋다.

참고문헌

김미숙(2004). 복합운동이 유방암 절제술 환자의 건강관련체력, 견관절 가동성, 혈중지질, 성호르몬 및 면역기능에 미치는 영향. 부산대학교대학원, 박사학위논문, 10-15.

김병성(2002). 대사증후군과 운동. 임상운동사 제21차 학술대회 및 제9차 워크샵, 41-48.

김일성, 김성오(2005). 식생활과 다이어트. 신광문화사.

김혜경 외 5인(1999). 건강과 영양, 울산대학교 출판부.

권기한 외 6인(2010). 건강을 위한 식품과 영양, 백산출판사.

권용일(2006). 복합운동과 영양교육이 비만 남자중학생의 신체조성, 체력 및 대사증후군 관련인자에 미치는 영향. 부산대학교 교육대학원. 석사학위 논문, 8-10.

국민건강보험공단 보도자료(2005). 20, 30대 체중증가 40대 이상보다 급증. 서울 : 국민건강보험공단.

박경득(2004). 운동이 대사증후군의 인슐린저항성에 미치는 영향. 서울대학교 대학원, 석사학위논문, 6-10.

박태선, 김은경(2001). 현대인의 생활영양, 교문사.

백일영(2002). 운동생리학과 운동처방. 대한미디어.

보건복지부(2012). 제1차 국민영양관리 기본계획(2012-2016).

현대사회와 운동

보건복지부(2008) 재가 암환자를 위한 관리. 서울 : 보건복지부.

서국웅 외 5인(2008). 건강과 평생몸만들기, 부산대학교 출판부.

이소연(2011). 암환자를 위한 가정간호기반 저항운동 프로그램의 효과. 고려대학교대학원, 석사학위논문, 36-39.

안의수(2005). 운동과 건강생활, 현문사.

정백근, 문옥륜, 김남순, 강재헌, 윤태호, 이상이 등(2002). 한국인 성인비만의 사회 경제적 비용. 예방의학회지, 35, 1-12.

장유경 외 3인(2011). 건강을 위한 기초영양, 형설출판사.

체육과학연구원(2002). 1급 생활체육지도자 연구교재, 운동처방편. 체육과학연구원.

양점홍 외 8인 (2009). well-being을 위한 맞춤 신체활동, 부산대학교 부설체육과학연구소.

허채옥 외 9인((2008). 기초영양학, 수학사.

Adapted with permission from Drinkwater, B. L. & McCloy, C. H.(1994). Research lecture : Does physical activity play a role in preventing osteoporosis? Res Q Exerc Sport, 65, 197-206.

American College of Sports Medicine(2006). ACSM's Guidelines for Exercise Testing and Prescription(7th ed.). 216-219.

Carroll, S. & Dudfield, M.(2004). What is the relationship between exercise and metabolic abnormalities? A review of the metabolic syndrome. Sports Medicine, 34(6), 371-418.

Cox, K. L., Burke, V., Morton, A. R., Beilin, L. J. & Puddey, I. B.(2004). Independent and additive effects of energy restriction and exercise on glucose and insulin concentrations in sedentary overweight men. Am J Clin Nutr. 2004 Aug, 80(2), 308-16.

Dimeo. F. C.(2001). Effects of Exercise on Cancer-Related Fatigue, Cancer 92(6), 1689-1693

Hayes, W. C., Myers, E. R., Morris, J. N., Gerhart, T. N., Yett, H. S. & Lipsitz, L. A.(1993). Impact near the hip dominates fracture risk in elderly nursing home residents who fall. *Calcif Tissue Int. 1993 Mar, 52*(3), 192-8.

Heinonen, A., Kannus, P., Sievanen, H., Oja, P., Pasanen, M., Rinne, M., Uusi-Rasi, K. & Vuori, I.(1996). Randomized controlled trial of effect of high-impact exercise on selected risk factors for osteoporotic fractures. *Lancet. 1996 Nov 16, 348*(9038), 1343-7.

Julie, L. Roth.(2002). The Metabolic Syndrome: Where Are We and Where Do We Go?. *Nutrition Reviews. 60*(11), 335~337.

McArdle, W. D., Katch, F. I, et al. eds.(1996). *Exercise Physiology. 4th ed.* Baltimore : Williams & Wilkins, 372-377.

Raineri, A., Assennato, P., Candela, B. & Messina, L.(1982). Short- and long-term results of early rehabilitation after myocardial infarction : Physical fitness, hemodynamic assessments and psychological aspects. *Cardiology, 69*(4), 231-41.

Sloan, A., & Weir, J.(1970). Nomograms for prediction of body density and total body fat from skinfold measurements, *J. Appl. Physiol. 28*(2). 221-222.

Shahid, S. K,, & Schneider, S. H(2000). Effects od exercise on insulin resistance syndrome. *Coron. Artery. Dis. 11*(2), 103~109.

Van Camp, S. P. & Peterson, R. A.(1986). Cardiovascular complications of out-patient cardiac rehabilitation programs. *JAMA, Sep 5, 256*(9), 1160-3.

Wang, G. & Dietz, W. H.(2002). Economic burden of obesity in youths aged 6 to 17 years : 1979-1999. *Pediatrics, 109*, E81-1.

Watts, K., Jones, T. W., Davis, E. A. & Green, D.(2005). Exercise training in obese children and adolescents : Current concepts. *Sports Med, 35*(5), 375-92. Review.

WHO(World Health Organization)(2006). Obesity and overweight. Global Strategy on Diet, Physical Activity and Health

Williamson, D. F., Madans, J., Anda, R. F., Kleinman, J. C., Kahn, H. S. & Byers, T.(1993). Recreational physical activity and ten-year weight change in a US national cohort. *Int J Obes Relat Metab Disord, May, 17(5)*, 279-86.

http：//www.who.int/dietphysicalactivity/publications.

2011 국민건강통계 국민건강영양조사 제5기 2차년도(2011), 보건복지부, 질병관리본부

03

건강관리를 위한
영양학적 기초

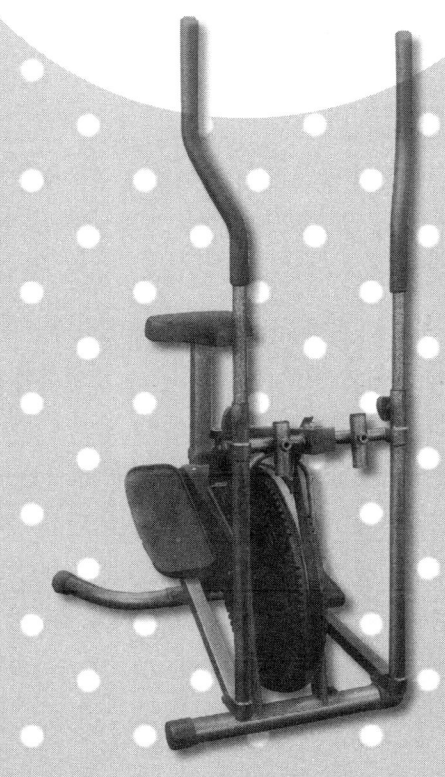

1 영양과 건강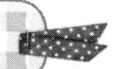

영양(Nutrition)은 인간이 체외에서 식품을 섭취하여 소화, 흡수, 대사 과정을 통하여 체내에서 에너지를 생산하고, 생명유지, 성장, 손상된 조직의 재생 등 생리적 기능을 정상적으로 유지하는 일련의 과정을 말한다. 영양소(Nutrients)는 식품을 구성하는 성분 중 우리 몸에 에너지 공급과 성장 및 다양한 생리기능과 건강유지에 필요한 성분을 일컫는다. 우리 몸은 약 50여 종에 가까운 영양소를 필요로 하며 이 중 체내에서 합성할 수 없어 식품으로 공급 받아야 하는 영양소를 필수영양소(essential nutrient)라고 한다. 일반적으로 탄수화물, 단백질, 지방, 비타민, 무기질을 5대 영양소라고 하며, 여기에 물을 포함시켜 6대 영양소라고 한다. 이 중 탄수화물, 단백질, 지방은 에너지를 생산하는 영양소이므로 열량소, 그 외 비타민, 무기질과 물과 미량 원소는 인체의 성장과 발달을 촉진하며 생체의 반응을 조절하는 역할을 하므로 조절소라고 한다.

생명유지에 필수적인 영양은 인간의 건강을 유지하고 삶의 질을 증진시키는 데에 있어 매우 중요한 요인으로 작용하며 최고수준의 건강상태를 유지하기 위해서는 항상 바람직한 영양 상태를 유지해야한다. 1980년대 이후 부터는 서서히 서구의 식생활이 만연함에 따라 영양과잉에 따라 비만, 순환기계 질환과 암 등과 같은 각종 만성 퇴행성질환이 만연하게 되어, 건강한 삶과 영양 간의 관계가 더욱 밀접해지고 있다.

우리 국민의 영양과 건강과의 관계를 조사한 국민건강영양조사보고서(보건복지부 질병관리본부, 2010)에 따르면 국민소득의 증가에 따른 식생활과 생활습관의 변화로 해가 거듭할수록 고콜레스테롤혈증, 저HDL-콜레스테롤혈증 등 이상지혈증이 증가하며 나트륨과다섭취와 칼슘의 과소섭취 등 영양문제, 아울러 신체활동(운동)의 저하에 따라 비만이 계속적으로 증가하는 등 우리국민의 건강 수준이 나쁘게 나타나는 것으로 드러났다. 그 외 지나친 음주와 흡연, 스

03 건강관리를 위한 영양학적 기초

트레스 등도 우리 국민의 건강을 위협하는 요소로 지적했다(그림 3-1 참조).
 따라서 건강한 삶을 위해서 식사를 규칙적으로 하며 균형 잡힌 영양소의 섭취할 뿐만 아니라, 적당한 운동을 규칙적으로 하여 비만과 스트레스를 관리하는 등 건강한 식습관과 생활습관을 유지하는 것은 매우 중요하다.

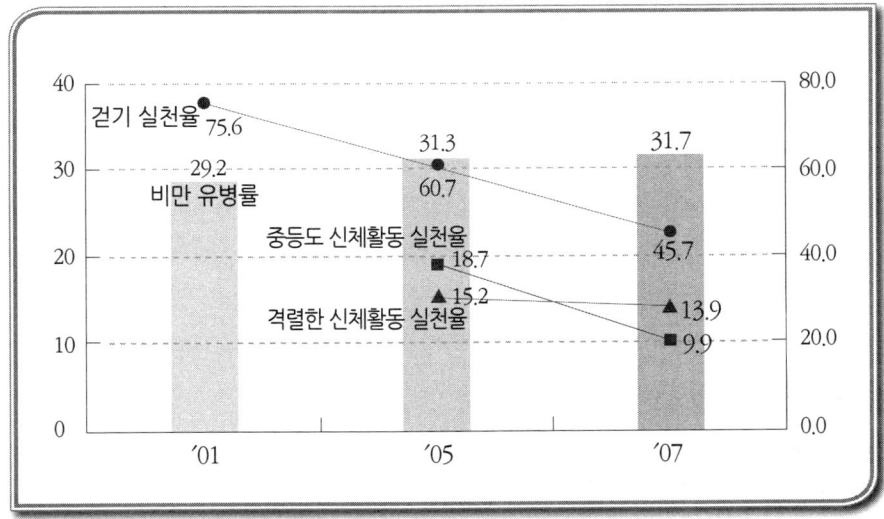

그림 3-1 우리 국민 비만유병률과 신체활동(운동) 실천율

2 탄수화물

1) 탄수화물의 특성

탄수화물(carbohydrates)은 당류, 곡류, 두류 등의 식품에 많이 들어있는 영양소로 전 세계의 대부분의 사람들이 주식으로 이용하고 있어, 인간에게 하루에 필요한 에너지의 60%이상을 공급하는 주된 영양소이다.
 에너지원으로 이용되는 탄수화물을 당질(sugar)로, 생리적 기능을 하는 것을 식이섬유(dietary fiber)로 분류하기도 한다. 식품 중에 함유된 탄수화물은 단순당질(단당류, 이당류)과 복합당질(올리고당, 전분, 식이섬유)의 두 가지 형태이며, 특히 우리나라는 하루에 필요한 열량의 약 70%를 곡류에서부터 얻고 있다.

식사 내의 탄수화물은 체내에서 소화과정을 거치면서 모두 단당류로 분해된다. 흡수된 단당류는 대부분 간에서 포도당으로 전환된 후 이용 되거나 저장 되므로 체내 탄수화물의 대사는 포도당의 대사라고도 할 수 있으며, 과잉섭취시 여분의 탄수화물은 피하지방, 복부지방, 내장지방 등으로 바뀌어 저장되므로 비만에 이르게 된다.

탄수화물의 소화는 입에서부터 시작되는데, 입에서는 기계적으로 쪼개지거나 타액 속의 아밀라아제(salivary amylase)에 의해 분해되어 그 크기가 작아진다. 하지만 입 속에서 분해되는 탄수화물의 양은 매우 미미하며 대부분의 탄수화물은 소장 내의 탄수화물분해효소인 췌장 아밀라아제(pancreatic amylase), 맥아당 분해효소(maltase), 자당 분해효소(sucrase) 등에 의해서 포도당, 과당, 갈라토오스 등의 단당류로 완전히 소화된 후 소장점막을 통해 혈액 속으로 흡수된다.

2) 탄수화물의 기능

① **에너지의 공급**: 소장에서 혈액으로 흡수된 포도당은 필요한 에너지를 생산하는 데 이용되며 1g당 4kcal의 열량을 낸다. 또한 다른 열량소에 비해 대사 시간이 짧고 체내 소화흡수율이 98%로 높기 때문에 빠른 피로회복에 효과적이다. 여분의 포도당은 간에서 글리코겐(glycogen)으로 저장되고, 일부는 혈액에 의해 근육조직으로 운반된 후 연소되어 에너지원이 된다.

② **단백질의 절약작용**: 탄수화물을 적절하게 섭취하면 근육단백질의 유지에 도움이 된다. 탄수화물 섭취량이 부족하면 체내 포도당이 부족하면, 이

건강관리를 위한 영양학적 기초 **03**

를 보충하기 위해 근육조직을 구성하고 있는 단백질로부터 포도당을 합성하는 포도당신생반응(gluconeogenesis)이 일어나 근육단백질을 분해시키기 때문이다. 따라서 탄수화물의 적절한 섭취는 근육, 심장, 간, 신장 등의 근육조직 유지에 효과적이다.
③ **중추신경계의 연료**: 포도당은 뇌와 신경조직에 사용되는 유일한 에너지원이다. 뇌는 포도당의 저장고가 없어 혈당이 떨어지면 뇌에 공급되는 포도당이 감소되어 경련과 같은 증상을 보인다.
④ **혈당의 유지**: 혈당(포도당)은 세포로 이동되어 인체 에너지생산의 주원료가 된다. 따라서 공복상태가 지속되어 저혈당증의 증세가 나타나며, 심하면 사망에 이르게 된다. 탄수화물은 혈당을 일정수준으로 유지하는 역할을 한다.

3) 식이섬유

식이섬유(dietary fiber)는 유익한 생리기능을 가지며, 소장에서 소화되지 못하고 대장으로 갈 때 비소화성 물질로 남는 다당류를 말한다. 식이섬유는 일반적으로 장에서의 용해성에 근거해서 불용성과 수용성으로 분류한다. 불용성 식이섬유는 리그닌, 셀룰로스, 헤미셀룰로스 등이 있으며, 대장에서 변의 양을 증가시켜 연동작용을 도와주므로 배변을 부드럽게 한다. 수용성식이섬유는 펙틴, β-글루칸, 갈락토만난, 이눌린, 검다당류 등이며 장에서 쉽게 수분을 흡수하여 장액의 점도를 높이고 지질과 포도당의 흡수를 지연시키는 기능이 있다.

식이섬유는 수분함유능력이 크고, 점성도, 결합력, 흡착력이 높아서 식사 후 혈당이 급증하는 것을 방지하고, 혈중 콜레스테롤을 감소시키며 과도하게 섭취한 지질을 흡착 배출시키는 작용을 하여 비만과 과식억제에 효과가 있다. 따라서 채소, 과일, 거친 곡물, 해조류 등에 많이 함유되어 있는 식이섬유를 적당히 섭취하면 소화를 촉진하고, 비만, 동맥경화, 당뇨병과 직장암, 대장암, 치질, 심장질환 예방 등의 효과가 있다.

반면에 식이섬유를 너무 적게 섭취하면 대변의 양이 적어지고, 단단해 지며 배변을 위한 압력증가로 대장벽의 일부가 부풀어져 주머니를 형성하는데 이 주머니를 게실이라 한다. 게실이 생기면 게실 안에 대변이 들어가 염증을 일으켜 게실염, 장천공, 장출혈 등의 합병증이 생기게 된다.

4) 운동과 탄수화물

탄수화물은 3대 열량소(탄수화물, 단백질, 지방) 중 가장 에너지를 쉽게 생산하는 영양소이므로 운동을 할 때 체내 적당량의 탄수화물을 유지하는 것은 매우 중요하다. 일반적으로 운동 중 에너지 생산에 직접 관여하는 탄수화물은 근육 내에 저장되어 있는 다당류인 글리코겐과 혈당(blood sugar)인 포도당이므로, 근육의 수축과 이완을 원활하게 하여 최상의 경기력을 발휘하기 위해서는 체내에 이들 탄수화물 수준을 적절하게 유지해야 한다. 특히 짧은 시간에 고강도로 근육을 사용하는 운동을 할 경우 탄수화물에 의한 에너지대사는 매우 중요하다. 특히 순발력을 요구하는 운동을 할 때는 지방대사 보다 에너지 생산 속도가 빠른 탄수화물(포도당) 대사가 연축기간이 짧고 빠른 활동을 하는 속근에 에너지를 공급하는데 훨씬 효율적이기 때문이다.

일반적으로 운동 초기에 필요한 에너지는 주로 탄수화물 대사에 의존하나, 운동 시간이 길어질수록 탄수화물대사에서 지방대사로 바뀌게 된다. 즉, 운동 초기에는 혈당과 글리코겐 분해에 의해 에너지가 생산되다가 이들 탄수화물이 어느 정도 소모되고 나면 그때부터는 지방의 소비 비율이 점차 증가하게 된다. 그러므로 체지방을 연소시키기 위한 운동을 할 경우는 운동 강도를 낮추어 30분 이상 장시간 운동하는 것을 권장한다(그림 3-2 참조).

인체가 이용할 수 있는 당질의 총저장량은 개인에 따라 큰 차이가 있는 것은 아니다. 일반인의 경우 당질저장량은 450g 정도이고, 트레이닝으로 단련된 운동선수의 경우 약 750g 정도이다. 강한 부하에 의한 대량의 에너지가 필요한 경우 당질의 저장량이 문제가 된다. 그래서 마라톤선수들은 근육에 더 많은 글리코겐을 저장하기 위해 글리코겐 로딩법(glycogen loading)을 사용한다. 즉, 강도 높은 훈련을 통해 근글리코겐을 완전히 고갈시킨 후 3일 동안 고지방, 고단백질 및 저탄수화물식사를 하고, 다시 글리코겐을 고갈시키는 훈련을 한다. 그 다음 3일 동안 고탄수화물 식사를 계속한다. 이 방법은 글리코겐 저장량을 50g/kg 수준까지 증가시킬 수 있다.

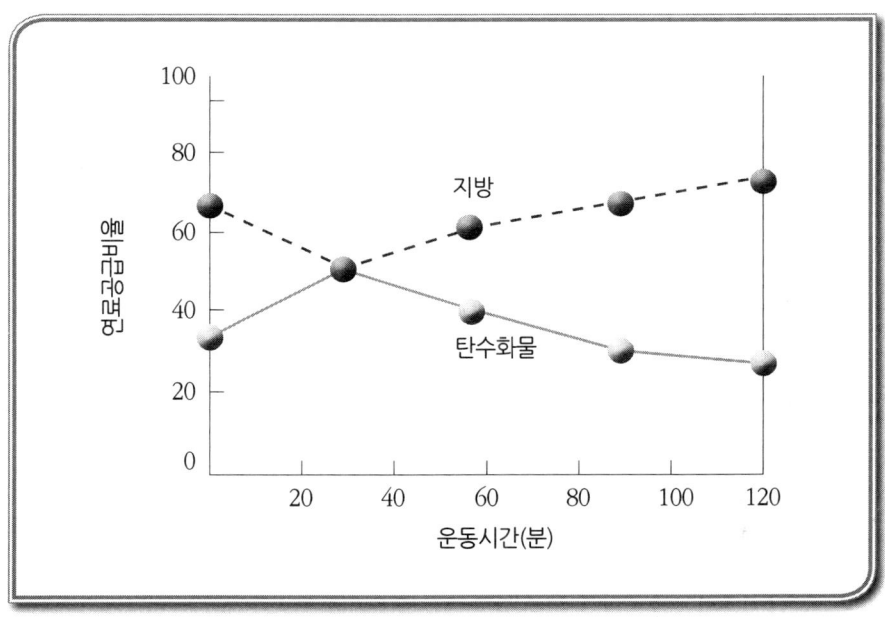

그림 3-2 운동 시 에너지원으로서 지방과 탄수화물

1) 단백질의 특성

단백질은 신체의 기본적 구성 물질이며 열량영양소로서 중요하다. 구성의

exercise

주된 기본단위로 뼈와 근육의 대부분을 구성하고 있으며, 혈액·세포막·면역계의 중요한 요소를 이루고 있다. 또한 신체 내에서 체중의 16% 정도로 수분 다음으로 많은 양이며, 체구성분, 영양물질, 생체효소, 또는 정보 전달자로서 생명 유지를 위한 다양한 기능을 한다.

단백질은 20여종의 아미노산(amino acid) 수백 개에서 수천 개가 펩타이드 결합으로 연결되어 다양한 단백질을 만들기 때문에, 탄수화물이나 지질보다 분자가 크고 복잡하다. 체내에 있는 20여종의 아미노산 중 체내에서 합성되지 않거나 합성되더라도 충분한 양이 합성되지 않아 반드시 식사를 통해서 섭취해야하는 아미노산을 필수아미노산(essential amino acid : EAA)라고 한다(표 3-1 참조). 이들 필수아미노산이 충분히 공급되어야 체내 단백질합성이 원활하게 이루어진다.

표 3-1 필수아미노산과 불필수아미노산

필수아미노산	불필수아미노산
이소루이신(isoleucine)	알라닌(alanine)
루이신(leucine)	글라이신(glycine)
라이신(lysine)	아스파라긴(asparagine)
메티오닌(methionine)	아스파테이트(aspartate)
페닐알라닌(phenylalanine)	시스테인(cysteine)
트레오닌(threonine)	글루타메이트(glutamate)
트립토판(tryptophan)	글루타민(glutamine)
발린(valine)	프롤린(proline)
알기진(arginine, 어린이)	세린(serine)
히스티딘(histidine, 어린이)	타이로신(tyrosine)

정상적인 식이를 하는 경우 인체에 필요한 대부분의 에너지는 탄수화물과 지방에 의해 만들어지지만, 탄수화물과 지방의 공급이 제한된 상황에서는 우리 인체는 단백질을 분해시켜 생존에 필요한 최소한의 포도당을 만들어(단백질의 포도당 신생작용) 뇌와 혈액에 포도당을 공급한다.

건강관리를 위한 영양학적 기초 **03**

단백질은 인체에 꼭 필요한 필수영양소이지만 과잉의 단백질 섭취는 신장기능에 영향을 끼친다. 신장은 단백질의 분해산물을 체외로 배설해야하므로 과잉의 단백질은 신장에 부담을 준다. 이 경우 신장을 통한 칼슘배설이 증가하여 골다공증을 일으킬 수 있으며 이는 갱년기 이후의 여성들에게 심각한 문제가 된다. 또한 일반적으로 단백질이 풍부한 식품은 지방함량이 높아서 동물성 단백질의 과잉섭취는 체지방 축적으로 비만을 유발할 수 있다.

단백질의 권장량을 보면 20~29세의 남·여의 1일 권장량은 남자 55g, 여자 45g이다. 식품 중 육류, 생선, 알 및 콩류가 단백질의주요급원이다. 식물성 식품 중에서 대두는 양질의 단백질을 함유하며 동물성 식품이 식물성 식품보다 대체로 양질의 단백질을 함유하고 있다.

2) 단백질의 기능

① 성장과 체조직의 구성성분

건강한 성인의 경우 체중의 약 16%가 단백질이 차지하며, 모든 세포의 구성과 신체조직의 성장과 유지에 단백질이 이용된다.

② 영양소의 운반기능

체내에서 필요한 영양물질의 운반체 역할을 하여 지질, 지용성 비타민, 무기질 등을 혈액 중으로 운반한다.

③ 효소와 호르몬의 합성

체내 대사과정에서 화학반응속도를 빠르게 하는 효소를 합성하며 세포내에는 수천 가지 효소가 존재한다. 체내대사를 조절하는 호르몬 중 인슐린과 글루카곤 등은 단백질로 구성된다.

④ 면역기능

단백질은 세균이나 이물질에 의한 감염에 생체방어 작용을 하는 면역계(immune system)에 중요한 역할을 한다. 그러므로 단백질 섭취가 충분하지 못하면 체내 항체형성이 부족하여 면역력과 병에 대한 저항력이 떨어진다.

⑤ 수분, 산, 알칼리 평형조절

단백질을 정상적으로 보충해주면 조직 내의 수분이 빠져서 부종이 사라지게 되며, 단백질은 양성화합물이므로 산과 알칼리의 평형을 조절한다. 따라서 체액의 산도를 약알칼리로 유지 할 수 있다.

3) 단백질과 관련된 건강문제

① 단백질 섭취부족(protein-erergy malnutrition, PEM)

단백질 섭취가 장기간 부족하면 체단백질 합성이 억제된다. 주로 저개발국가의 어린이들에게서 나타나며 부종, 성장지연과 체지방과 근육소모로 극도로 체중이 감소한다.

② 단백질 섭취과잉

동물성 단백질의 과잉섭취는 일부 암의 발생을 증가시키는 요인이 되며, 비만, 심장질환, 신장에 부담과 대장암 발생과 상관관계가 있음이 알려져 있다.

4) 운동과 단백질

단백질은 다양한 형태로 운동에 영향을 미친다. 우리가 섭취한 단백질은 운동의 형태에 따라 근육성장을 지지하거나, 에너지대사에 필요한 효소를 생산하거나 또는 에너지원으로 이용될 수 있다. 특히 단백질은 근육이나 혈액의 구성성분으로 신체조직을 유지하는 데 매우 중요한 역할을 한다. 따라서 성장기의 아동이나 근력운동을 통해서 근육을 키우려고 하는 사람은 근육단백질의 합성이 분해속도보다 크도록 식사와 운동을 겸해야 한다. 또한 충분한 단백질과 아미노산의 섭취는 훈련 중 또는 경기 후에 손상된 근육을 빠르게 회복시키는 데 크게 도움이 된다.

단백질은 운동에 사용되는 에너지원으로서의 역할도 한다. 보통 운동에 쓰이는 에너지는 탄수화물과 지방이 주가 되며 단백질은 단지 1~2%밖에 되지 않는다. 하지만 장시간운동의 경우 아미노산은 전체 연료원의 약 5~10%가 된다.

건강관리를 위한 영양학적 기초 03

따라서 마라톤선수와 같이 장시간 달리는 중에 마지막 부분에서 글리코겐이 고갈되면 단백질의 의존도는 더욱 증가한다.

근육의 수축과 이완은 액틴(actin)과 미오신(myosin) 등의 단백질에 의해 결정되므로 근력운동자는 단백질을 충분히 섭취해야 한다. 미국영양학회에서 제시하는 단백질섭취권장량(recommendee dietary allowance : RDA)은 일반성인의 경우 체중 1kg당 0.8g이며, 운동선수의 경우 체중 1kg당 최소 1.8~2g이다.

격렬한 운동의 경우 단백질의 섭취가 충분하지 않으면 적혈구의 신생이 저해되어 빈혈(운동성 빈혈)을 일으킨다. 이 운동성 빈혈은 트레이닝 초기 또는 근육이 충분하게 발달되지 않은 미숙련자의 경우 특히 현저하기 때문에 이를 예방하기 위해서는 체중 1kg당 2g의 단백질 섭취가 필요하다. 지구성 종목에서는 단백질의 보급이 기준량 이하가 되는 것이 좋다. 이와 같은 운동부하에서는 단백질이 많아지면 그만큼 당질의 섭취량이 감소되어 역효과를 나타내기 때문이다.

3 지질

1) 지질의 특성

지질은 탄수화물, 단백질과 같은 열량영양소로 체내의 여러 주요한 기능을 유지하는 데 꼭 필요한 필수영양소이며 동일한 양으로도 다른 열량소보다 더 많은 에너지를 생산해낼 수 있다. 인체 내 지질의 대부분은 글리세롤 1분자와 지방산 3분자로 구성된 중성지질(그림 3-3)이다. 바로 이 형태가 신체의 주된 에너지 급원 및 저장형태이며, 식품의 지방성분도 주로 중성지질이다.

지질은 우리 인체에 꼭 필요한 영양소이지만 과다하게 섭취할 경우 주의가 필요한 영양소이다. 일반적으로 지질의 품질은 지질을 구성하고 있는 지방산에 의해 결정되는데, 지방산은 탄소 사이의 이중결합유무에 따라 불포화지방

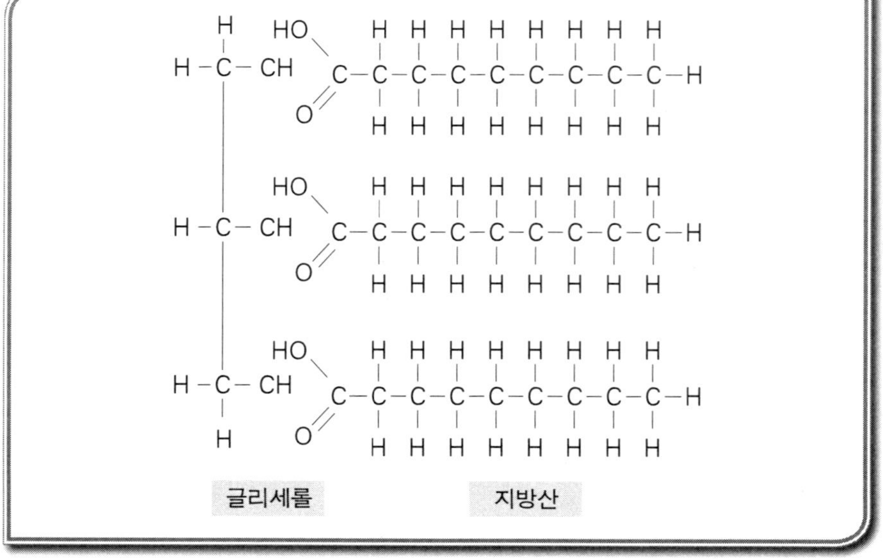

그림 3-3 중성지질의 구조

산과 포화지방산으로 분류된다.

  필수지방산은 체내에서 세포막의 구성성분으로 부족하면 성장불량, 피부염, 습진 등의 결핍증상이 나타나고, 신경세포와 뇌세포에 아주 중요한 역할을 하며 혈압을 조절하고 세포의 합성 및 복구를 돕는 역할을 하기 때문에 반드시 식품을 통해서 섭취해 주어야 한다. 반면에 포화지방산은 쇠고기, 우유, 치즈, 가공육, 버터, 베이컨 등의 식육이나 육가공품에 많이 들어있는 것으로 지나치게 섭취할 경우 비만, 암, 심장병, 발작, 조기사망과 관련이 있으므로 과다한 섭취를 피해야 한다.

  최근 문제가 되고 있는 트랜스지방은 식물성기름의 보존성과 유통적성을 높이기 위해 고체화하는 과정(수소첨가)에서 만들어지는 돌연변이성 지방으로, 이중결합을 한 탄소에 결합된 수소가 자연계에 존재하는 일반적인 형태인 Cis-형에서 수소가 서로 엇갈려 결합된 Trans-형으로 변형된 것이다. 트랜스지방은 LDL-콜레스테롤의 혈중 농도를 높여 심장병, 동맥경화 등 심혈관계질환의 위험을 높이고 각종 암의 유발과 관계가 있으므로 가능한 한 적게 섭취해야 하며, 마가린이나 쇼트닝 등의 유지를 사용하여 만드는 쿠키, 스낵, 튀김 등에는 트랜스지방이 함유될 수 있다. 또한 한 번 튀긴 기름으로 여러 번 튀기거나 지나치게 가열된 기름에서도 트랜스지방이 생성되기 때문에 이와 관련된 식품을 섭취하는 것은 자제해야 한다. 일반적으로 총 에너지 섭취량의 15~25%를 지질로부터 섭취하도록 권장하며, 인체 내에서 지방질은 주로 피하지방으로 저장된다.

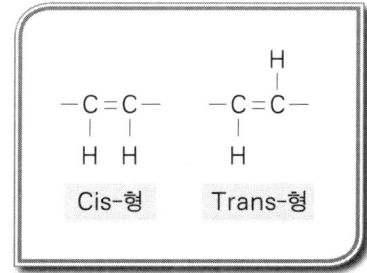

그림 3-4 Trans-형 구조

2) 지질의 기능

① 에너지의 공급

지질은 1g당 9kcal의 열량을 내므로 탄수화물이나 단백질(각각 1g당 4kcal의 열량을 냄)에 비해 2배 이상의 열량을 낸다. 따라서 지방질은 소량만 있어도 상당한 양의 에너지를 생성한다.

② 필수지방산의 공급

지질은 세포막형성 등 인체의 성장 및 생명 유지를 위해 필수적인 필수지방산을 공급하는 역할을 한다.

③ 담즙산과 스테로이드 호르몬합성

지질의 일종인 콜레스테롤은 담즙산과 부신피질호르몬 같은 스테로이드 호르몬합성에 이용되며, 인지질과 함께 세포막의 성분이 된다.

④ 체온유지 및 기관보호

정상체온을 유지하는 기능과 외부충격으로부터 장기와 골격을 보호 하는 역할을 하며 체지방은 체중의 15~30%가 적당하다.

⑤ 지용성비타민의 운반과 비타민B1의 절약 작용

지질은 지용성 비타민(A, D, E, K)의 체내 흡수율과 이용률을 높여주며, 지질의 체내 산화에는 비타민B1이 조효소의 역할을 하지 않아도 되므로 절약작용을 하게 된다.

3) 지방과 관련된 건강문제

① 심혈관계 질환

혈액 중에 중성지방이나 콜레스테롤이 많으면 혈액의 점도가 증가하여 혈류는 느려지고 혈관벽에 이러한 물질들이 축적되며 동맥경화와 고혈압을 유발한다. 에너지 섭취를 제한하고 단일 불포화지방산과 오메가-3 지방산이 많은 등푸른 생선을 섭취하는 것이 좋다.

② 암

고지방식사로 인한 에너지의 과다섭취는 암의 성장을 촉진한다고 보고되고 있다. 동물성지방에 많은 포화지방산과 오메가-6 지방산은 암발생을 증가시키나 가금류와 생선섭취는 암발생을 억제하는 효과가 있다.

4) 운동과 지질

지질은 몸에서 다양한 생리적인 역할을 하지만 지질의 가장 중요한 역할 중 하나는 에너지대사(산소에너지시스템, oxgen energy system)에 원료를 제공하는 것이다. 섭취된 지방은 근육과 지방조직(adipose tissue)에 중성지방(triglyceride)의 형태로 저장되어 있다가 간과 근육에 저장된 탄수화물인 글리코겐이 고갈되면, 지방이 에너지대사에 이용된다.

운동강도가 높은 경우에, 혈액중의 젖산이나 혈당의 상승에 따른 인슐린의 증가는 모든 지방조직의 분해를 억제하는 조건이 되고 있다. 따라서 단시간의 전력질주와 같은 운동양식에는 당질을 이용하게 되며, 지질은 거의 이용하지 않는다. 그런데 운동강도가 중등도 이하의 운동에서는 중성지질의 분해로 생긴 유리지방산(free fatty acid)에 의한 에너지대사가 일어난다. 즉, 낮은 운동강도로 장시간 운동할 경우는 지질대사가 중심이 되어 에너지를 만들게 된다. 따라서 체내 지방을 연소시킬 목적으로 운동을 하려면 낮은 운동강도로 장시간하는 것이 적절하다.

4 무기질

1) 무기질의 특성

무기질은 체내에서 비타민, 물과 함께 체내의 생리기능을 조절하며, 에너지원은 아니지만 몸의 구성 물질로 쓰이며 체내에서 합성되지 않기 때문에 음식물을 통해 섭취해야 하는 필수 영양소 이다. 우리 몸에는 체중의 약 4%에 해당하는 무기질이 있으며 인체에서 필요로 하는 양을 기준으로 다량무기질과 미량무기질로 구분된다. 다량무기질은 일일 100mg 이상을 섭취할 필요가 있는 무기질로, 칼슘, 인, 마그네슘, 나트륨, 칼륨, 염소가 이에 해당한다. 미량무기질은 하루 필요량이 100mg 이하의 무기질로 철분, 요오드, 망간, 아연, 구리, 불소, 크롬, 코발트, 셀레늄, 몰리브덴 등이 이에 해당한다.

몇 몇 무기질은 서로의 효과를 상쇄시키는 길항작용(antagonism)을 하므로 한 종류의 무기질 과잉 섭취는 다른 무기질들의 흡수에 영향을 미칠 수 있다. 아연의 과도한 섭취는 구리의 흡수를 감소시키며, 마그네슘의 과도한 섭취는 칼슘의 흡수를 감소시킬 수 있다. 무기질과 비타민을 같이 섭취하면 상승 작용(synergism)을 하는데, 비타민C는 철분의 흡수를, 비타민D는 칼슘의 흡수를 증가시킨다.

무기질은 대부분 무기염의 형태로 식품에 존재하지만 단백질, 혈색소, 효소, 엽록소 등의 유기물과 결합하고 있는 무기질도 있다. 무기질 중 Ca은 체중의 2%로 인체 내 가장 많이 존재하여 결핍이 우려되는 무기질이며, Fe은 여성에게 부족하기 쉬운 무기질이다. 또한 Mg, K은 격렬한 운동을 하는 사람이 땀한 으로 잃어버리기 쉬운 무기질이다.

2) 무기질의 기능

① 신체의 구성성분
칼슘, 인, 마그네슘, 불소 등은 골격과 같은 경조직의 구성성분이며, 아연, 구리, 망간 등은 연골, 피부, 뼈 주위조직과 같은 연결조직의 형성에 관여한다.

② 산·알칼리 평형
사람 체액의 pH는 약알칼리(pH 7.35~7.5, 평균 7.4) 상태로 일정하게 유지되고 있으며, 무기질은 체내 대사반응이 정상으로 이루어 질 수 있도록 체액의 산도나 알칼리도가 정상으로 유지되도록 조절하는 기능을 한다.

③ 대사의 촉매작용
무기질은 영양소가 체내에서 대사되는 여러 과정에서 촉매역할을 한다. 마그네슘은 탄수화물, 지질, 단백질의 합성과 분해에 필요하며, 칼슘은 근육의 수축과 이완, 구리는 헤모글로빈 합성 등에 이용된다.

④ 호르몬, 효소, 비타민의 구성성분
무기질은 인체 내 중요한 기능을 하는 호르몬, 효소, 비타민 등의 구성 물질로 작용한다. 요오드는 갑상선호르몬, 철은 사이토크롬계 효소, 코발트는 비타민 B12의 구성성분이다.

3) 운동과 무기질

무기질은 영양소가 체내에서 대사되는 과정에서 촉매역할을 하는 등 생리적으로 중요한 역할을 수행하므로 정상적인 신체활동을 위해 균형 잡힌 식사로 반드시 필요량을 섭취해야 한다. 운동 중에 증가되는 많은 생리적인 변화들에 꼭 필요한 무기질은 칼슘, 인, 마그네슘, 나트륨, 칼륨, 염소, 철, 크롬, 불

03 건강관리를 위한 영양학적 기초

소, 망간, 아연 등이 있다.

  칼슘의 대부분은 골격과 치아의 주요 구성성분이며, 일부는 근육의 수축과 이완, 신경의 자극의 전달, 효소반응의 활성 등 여러 가지 생리적 기능과 관련이 있다. 칼슘의 일일 권장섭취량(recommended dietary allowances : RDA)은 성인의 경우 약 800mg이며 칼슘섭취가 부족하면 운동수행 능력저하와 근경련(muscle cramps)을 일으킬 뿐 아니라 골밀도를 감소시켜 골다공증(osteoporosis)을 야기한다. 따라서 충분한 칼슘의 섭취와 칼슘 손실 예방은 매우 중요하다. 특히 칼슘 손실을 예방하는 방법으로 운동이 매우 효과적인데, 그 이유는 운동이 뼈를 직접 재구성 시키고, 칼시토닌의 농도를 증가시키는 효과, 상피소체호르몬의 농도감소 효과 때문이다.

  인은 인체에 약 400~500g 존재하는데 뼈에 약 85%, 근육에 약 14% 존재한다. 일일 권장섭취량은 성인의 경우 약 80mg 정도이다. 인은 운동수행과 관련하여 에너지대사에 관여하고, 인산염과 비타민 B가 결합하여 근대사의 역할을 수행하므로 인의 결핍은 근대사를 손상시킬 수 있다. 또한 인산염의 섭취는 적혈구의 이인산글리세린의 농도를 증가시켜 산소섭취량을 증가시키고 젖산농도를 감소시켜 지구성운동 능력을 향상시킬 수 있다.

  마그네슘은 인체 내에서 ATP 생성 및 글루코스의 인산화반응에 중요한 역할을 하며 운동 전 마그네슘의 섭취는 근경련과 근경직의 예방과 피로 회복을 위해 필요하다.

  나트륨은 세포외액의 양을 일정 수준으로 유지하는 데 중요한 역할을 담당하며, 나트륨의 세계보건기구(WHO)의 일일 권장량은 2,000mg이다. 운동과 관련하여 나트륨의 기능은 수분 평형과 산/알카리 평형을 유지하여 근수축 과정에 중요한 역할을 수행한다.

  칼륨은 신경자극의 전달, 근육의 수축, 글리코겐의 저장과정에 관여하므로 부족할 경우 근쇠약, 피로 등의 증세가 나타나고, 과다 할 경우 심박동 정지를 일으킬 위험이 있다.

  철은 헤모글로빈의 성분으로 적혈구에 존재하며, 근조직에 산소를 운반하는 역할을 한다. 따라서 철 결핍은 혈액의 산소운반능력을 저하시켜, 지구력경기 선수의 경기력과 밀접한 관계가 있다. 또한 철 결핍은 빈혈을 초래하는데, 빈혈을 초래하는 헤모글로빈 농도는 남자는 13g 이하, 여자는 12g 이하이다. 스포츠 빈혈(sports anemia)의 원인은 적혈구의 파괴와 혈장량의 증가이다.

5 수분

1) 수분의 특성

수분은 6대 영양소의 하나로 신체를 구성하는 모든 세포에 분포되어 있다. 따라서 세포가 정상적인 기능을 유지하기 위해서는 세포내액의 수분 항상성을 유지해야 한다.

체내 수분함량은 체중의 50~70%(약35~45L)로서 몸의 구성성분 중 가장 많은 부분을 차지한다. 체내 수분함량은 연령과 신체조건에 따라 조금씩 달라지는데, 건강한 성인의 경우 약 65% 정도의 수분을 갖고, 영유아는 성인에 비해 수분함유량이 높아 체중의 70~75%의 체수분을 가지고 있다. 근육, 피부, 심장, 간 등 체내 대부분의 조직에서의 수분 함량은 약 70% 이상인 데 비해 지방조직의 수분함량은 20% 미만이므로 체내 지방함량이 증가할수록 상대적으로 체내 수분함량은 감소한다. 따라서 비만할수록 체수분함량이 낮아지는데, 고도비만인의 경우 체수분함량은 45%에 불과하다.

인간은 다른 영양소의 공급이 중단된 상태에서 2~3개월간 생명을 유지할 수 있으나 물을 섭취하지 않고는 3~4일 정도밖에 살 수 없다. 일반적으로 성인은 1kcal 섭취당 1mL의 물이 필요하다고 하는데, 그 필요량은 연령, 섭취하는 식품, 신체활동량과 생리적인 변화 등 다양한 인자의 영향을 받는다.

인체에 수분이 부족하면 다양한 질병이 발생하게 된다. 특히 커피나 알코올은 체내 수분을 감소시키므로 섭취에 주의해야 한다. 보통 하루 6잔 정도의 커피를 마시면 체수분량이 2.7% 정도 감소하며, 알코올도 이뇨작용으로 인해 만성 탈수를 유발할 수 있다. 인체의 수분이 부족했을 때 발생하는 대표적인 질병으로 요로결석이 있는데 소변이 만들어지는 콩팥에서 수분부족으로 소변의 농도가 짙어지면서 칼슘 등과 결합하여 결석이 생기게 된다. 따라서 수분을 많이 섭취하므로 인해 콩팥, 요관, 방광 등 요로에 생기는 암 발생도 줄일 수 있는데 이는 발암물질이 접촉하는 시간과 농도를 줄여주기 때문이다. 또한 매일 10컵 이상의 수분 섭취는 담낭암, 유방암, 대장암의 발생위험을 감소시키고 신장결석의 위험요소를 감소시켜주는 효과가 있는 것으로 알려져 있다.

2) 수분의 기능

① 용매역할과 전해질 균형

물의 가장 중요한 기능 중에는 체내 화학반응에서 용매 역할을 하는 것과 대사반응에 관여하는 것이다. 즉, 물은 대사물질을 녹여서 대사반응을 가능하게 하는 용매 역할을 하며 삼투압, pH 등을 조절하는 기능을 한다.

② 체온조절

인간의 체온은 37°C 전·후가 세포의 기능을 유지하는 데 가장 적합하다. 물은 어떠한 용매보다 비열과 증발열이 크기 때문에 체온조절을 하는 데 가장 이상적인 용매다.

③ 신체구성성분

물은 체조직과 체액을 구성한다. 신생아는 75%, 성인은 60~50%, 노인은 50~45%의 수분을 함유하고 있다. 여성이 남성보다 체수분함량이 낮은데, 이는 근육량이 적기 때문이다.

④ 윤활제 및 외부 충격으로부터 보호

눈의 수정체나 관절 등에 함유된 물은 외부의 충격으로부터 이들 조직을 보호하고, 위장관, 호흡계 등의 점막을 부드럽게 해주며, 특히 위창자(위장관)에서의 영양소 흡수를 용이하게 해준다.

⑤ 체내의 영양소와 노폐물 운반

수분은 혈액과 림프를 통해 영양소와 대사산물을 세포로 운반하고 노폐물을 배설하는 작용을 한다. 운동하는 동안의 심박출량은 체내의 수분량과 관련있는 혈액량의 영향을 받는다.

3) 운동과 수분

운동과 수분은 매우 밀접한 관계를 가지고 있다. 운동 중 수분의 손실은 탈수와 전해질 불균형을 가져오며 만약 전체 체액의 2%가량의 수분손실을 입게 되면 모든 운동능력에 악영향을 미치게 된다. 가능한 손실된 수분을 빨리 보충하는 것이 필요하며, 운동 중에 감소된 체중 0.5kg당 2~3컵의 수분을 섭취하는 것이 필요하다. 운동 시 나타날 수 있는 수행력 감소와 열질환의 위험을 최소화시키기 위한 수분섭취방법은 운동 시작 20~30분 전 400~500mL 정도 미리 섭취한다. 트레이닝이나 시합 후 수분공급을 위한 음료로는 5%이상 포도당을 포함하고 있는 스포츠 드링크가 적절하다. 만약 운동으로 체중의 3% 이상의 수분이 손실되는 탈수가 일어날 경우는 운동을 중지해야 한다.

6 비타민

1) 비타민의 특성

비타민(vitamin)은 에너지를 제공하지 않으나 생체의 대사조절 및 생리적인 기능을 조절하는 식품에 들어있는 유기화합물로서, 결핍되면 성장이 정지되고 비타민의 종류에 따라 특유한 결핍증상을 나타낸다. 비타민은 정상적인 성장과 발달, 건강을 위해 필요한 미량의 화학물질로 적당량의 섭취는 만성적인 질병과 결핍증을 예방할 수 있다. 동물의 체내에서는 대부분의 비타민이 합성되지 않으며, 합성된다 해도 필요량을 충족시키지 못하므로 음식물의 섭취 등을 통해서 외부로부터 공급되어야 한다.

비타민은 지용성(A, D, E, K)과 수용성(C, B군)으로 대별되는데, 지용성비타민은 지질에 용해되어 있으므로 지질 함량이 높은 식품에 풍부하며, 인체에 흡수될 때도 장에서 지질과 함께 흡수되어 혈장을 통해 체세포에 전달된다. 흡수된 지용성비타민은 체세포 사이나 지방세포에 대부분 저장되며 과량이 축적되면 독성을 나타낸다.

수용성비타민은 체내의 당질, 지질, 단백질 대사에 관여하는 여러 보조효소의 구성성분으로 대사가 원활히 이루어질 수 있도록 조절하는 중요한 역할을 한다. 수용성비타민은 지용성비타민과는 달리 수용성이기 때문에 소장으로 물과 함께 쉽게 흡수되어 혈액으로 돌아온 후 체내 각 부분으로 이동되고 사용되고 남은 여분은 소변으로 배설된다.

2) 비타민의 기능

지용성비타민 A는 시력을 보호하고 상피세포건강, 성장·발달·생식에 관여하며 프로비타민A인 카로테노이드는 심혈관질환과 암예방에 효과적이다. 비타민 D는 뼈의 칼슘섭취를 촉진시키고, 점막에 중요한 역할을 한다. 비타민 E는 세포막이 산화되는 것을 방지하며, 비타민 K는 뼈의 칼슘섭취를 촉진시킨다.

수용성비타민 중 비타민 B1은 콜라겐의 형성과 신경기능을 활성화시키고, 비타민 B2는 산화방지제로서 에너지를 생산하고 성장과정에 중요한 역할을 한다. 비타민 B6는 신경외피, 단백질, 지질대사에 중요하다. 비타민 B12는 산화방지제로서 신경외피, 지방산의 변형, 피부와 점막에 중요하다. 엽산은 세포성장과 기능 단백질의 합성을 촉진한다. 비타민 C는 콜라겐의 합성을 촉진시킴으로써 근육, 인대, 힘줄(건)을 견고하게 만들고, 산화방지제 역할을 하며, 상처의 치유를 돕는다. 각 비타민의 기능과 급원식품은 아래의 표 3-2와 같다.

표 3-2 주요 비타민의 기능과 급원식품

비타민			기능	급원식품
지용성 비타민		비타민A (베타-카로틴)	시력보호, 상피세포건강, 뼈와 치아건강, 면역체계	우유 및 유제품, 달걀, 녹황색채소, 살구, 당근, 고구마, 호박
		비타민D	칼슘대사를 도움	난황, 간, 유제품, 햇빛에 의해 피부에서 합성
		비타민E	항산화비타민, 세포벽보호	대두유, 면실유 등의 불포화지방산, 녹황색채소, 전곡, 간, 난황, 견과류
		비타민K	혈액응고에 관여	배추, 우유 및 유제품
수용성비타민	비타민B군	티아민 (B1)	탄수화물, 단백질, 지질대사의 조효소로 작용	돼지고기, 전곡, 두류, 견과류, 종실류
		리보플라빈(B2)	탄수화물, 단백질, 지질대사의 조효소로 작용 시력과 피부건강을 도움	우유 및 유제품, 채소, 전곡
		나이아신 (B3)	탄수화물, 단백질, 지질대사의 조효소로 작용, 신경계, 소화계 및 피부건강을 도움	육류, 가금류, 생선, 전곡, 버섯, 채소(아스파라거스, 엽채류)
		판토텐산 (B5)	탄수화물, 단백질, 지질대사의 조효소로 작용	대부분의 식품에 존재
		피리독신 (B6)	탄수화물, 단백질, 지질대사의 조효소로 작용, 적혈구 생성을 도움	육류, 생선, 가금류, 채소, 과일
		비오틴 (B7)	탄수화물, 단백질, 지질대사의 조효소로 작용	대부분의 식품에 존재
		엽산 (B9)	DNA합성, 적혈구합성에 필요한 효소의 일부로 작용	엽채류, 두류, 종실류, 오렌지주스, 간
		코발라민 (B12)	세포합성에 필요한 효소의 일부로 작용	육류, 가금류, 생선, 달걀, 우유 및 유제품
		비타민C (아스코르브산)	항산화비타민, 면역체계에 중요한 비타민	과일과 채소(감귤류, 배추, 메론, 딸기, 고추, 토마토, 상추 등)

3) 운동과 비타민

비타민 C의 충분한 섭취는 격렬한 운동 중 발생하는 산화적 스트레스를 억제하고, 근육세포의 손실과 관련된 호르몬분비를 억제한다. 또한 근육의 회복을 도울 뿐 아니라 면역체계를 강화시키는 역할을 한다.

적절한 비타민 D의 섭취는 운동과 함께 뼈의 건강에 필수이다. 비타민 D는 신체가 칼슘흡수율을 증진시켜 준다. 인체에 필요한 비타민D의 90% 정도는 일광에 의해 피부에서 합성되므로, 일주일에 2~3차례 10~15분 간 손·팔·얼굴 등에 햇볕을 쐬면 피부에서 충분한 비타민 D가 생성된다. 또한 비타민 D는 뼈에 칼슘과 인의 축적을 증가시켜 정상적인 뼈를 형성하고 유지시켜주는 역할을 한다.

적절한 운동과 비타민 E의 섭취는 산화적 스트레스를 줄여주어 노화 억제 효과가 있다. 미국 플로리다대학의 James Jessup 교수는 연구결과를 통해 40세 이상의 성인은 규칙적이고 적당한 운동과 비타민 E 섭취를 통해 유리 래디컬의 유해성과 노화작용을 막아낼 수 있다고 보고하였다.

7 건강관리를 위한 영양지침

1) 한국인의 식생활지침

보건복지부에서는 최근 증가하고 있는 비만에 대한 사전예방 차원의 식생활 실천사항을 제시하기 위해서 '임신수유부·영유아·어린이·청소년·성인' 대상의 생애주기별 특성에 맞는 '식생활지침'을 제시하였다(2009년 12월).

식생활지침은 '05년, '07년도 국민건강영양조사의 영양소 섭취량, 식품섭취량, 비만율 등의 자료와 국내·외에 발표된 문헌을 체계적으로 분석하여 생애주기별로 도출된 문제들을 해결하기 위한 실천방안을 제시한 것으로, 누구나

표 3-3 성인을 위한 식생활지침

❖ **각 식품군을 매일 골고루 먹자.**
» 곡류는 다양하게 먹고 전곡을 많이 먹습니다.
» 여러 가지 색깔의 채소를 매일 먹습니다.
» 다양한 제철과일을 매일 먹습니다.
» 간식으로 우유, 요구르트, 치즈와 같은 유제품을 먹습니다.
» 가임기 여성은 기름기 적은 붉은 살코기를 적절히 먹습니다.

❖ **활동량을 늘리고 건강 체중을 유지하자.**
» 일상생활에서 많이 움직입니다.
» 매일 30분 이상 운동을 합니다.
» 건강 체중을 유지합니다.
» 활동량에 맞추어 에너지 섭취량을 조절합니다.

❖ **청결한 음식을 알맞게 먹자.**
» 식품을 구매하거나 외식을 할 때 청결한 것으로 선택합니다.
» 음식은 먹을 만큼 만 만들고, 먹을 만큼만 주문합니다.
» 음식을 만들 때는 식품을 위생적으로 다룹니다.
» 매일 세끼 식사를 규칙적으로 합니다.
» 밥과 다양한 반찬으로 균형 잡힌 식생활을 합니다.

❖ **짠 음식을 피하고 싱겁게 먹자.**
» 음식을 만들 때는 소금, 간장 등을 보다 적게 사용합니다.
» 국물을 짜지 않게 만들고, 적게 먹습니다.
» 음식을 먹을 때 소금, 간장을 더 넣지 않습니다.
» 김치는 덜 짜게 만들어 먹습니다.

❖ **지방이 많은 고기나 튀긴 음식을 적게 먹자.**
» 고기는 기름을 떼어내고 먹습니다.
» 튀긴 음식을 적게 먹습니다.
» 음식을 만들 때, 기름을 적게 사용합니다.

❖ **술을 마실 때는 그 양을 제한하자.**
» 남자는 하루 2잔, 여자는 1잔 이상 마시지 않습니다.
» 임신부는 절대로 술을 마시지 않습니다.

건강관리를 위한 영양학적 기초 03

쉽게 이해하고 실천할 수 있도록 구성되었다.
 표 3-3에 보건복지부가 발표한 성인에 대한 식생활지침을 제시하였다.

2) 건강한 삶을 위한 식품 선택 원리

건강한 삶을 위해서 어떤 식품을 선택하는 가는 매우 중요하다. 그래서 세계 각국에서는 일반 소비자들을 대상으로 균형 잡힌 식생활을 유도하기 위해서 다양한 노력을 하고 있다. 2010년 한국영양학회에서는 식품구성자전거(그림 3-5)를 바탕으로 식품의 우선순위와 양을 결정할 것을 권고하고 있다. 식품구성자전거의 뒷바퀴에는 우리가 건강을 위해 섭취해야 할 6개의 식품군을 면적에 비례한 섭취량으로 배치함으로 그 상대적 섭취량의 중요성을 눈으로 쉽게 알 수 있도록 했다. 앞바퀴는 물을 배치하여 물이 가장 중요한 영양소임을 나타내 주었고, 이들 영양소의 관계를 자전거로 나타내므로 신체활동(운동)의 중요성도 아울러 표현하였다. 미국이나 유럽에서도 우리의 식품구성자전거의 뒷바퀴에 해당하는 식품구성 피라미드(그림 3-6 참조)로 자국민의 건강한 식생활을 위한 식품선택을 도우고 있다.

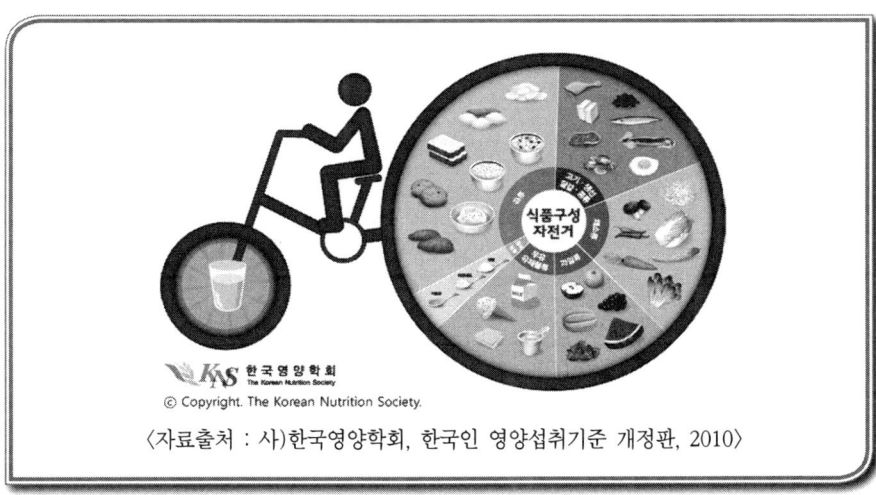

그림 3-5 식품구성자전거

exercise

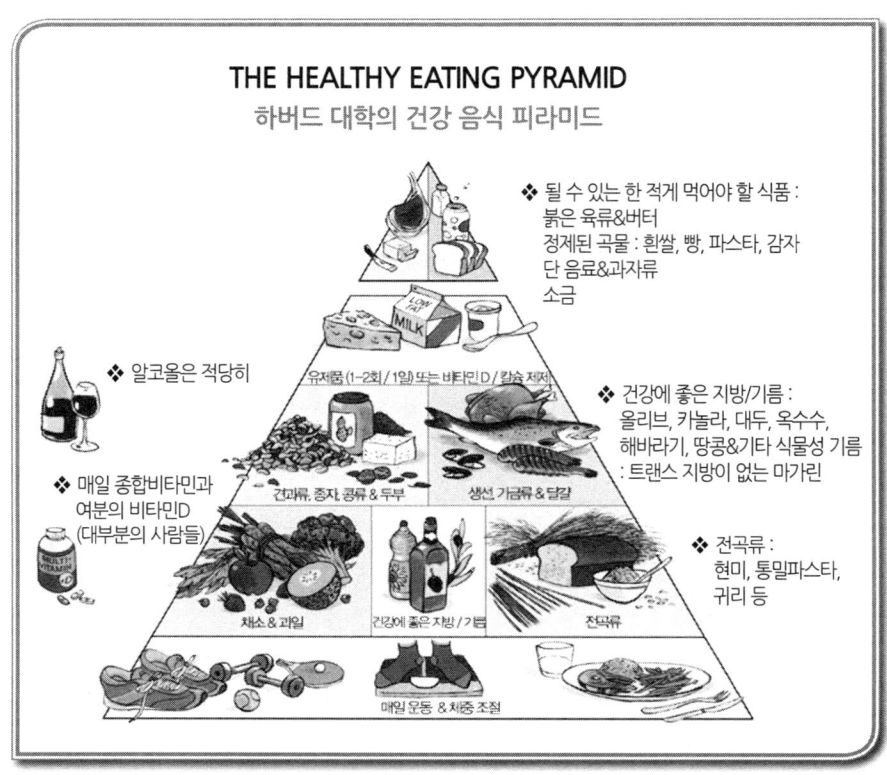

그림 3-6 식품구성 피라미드

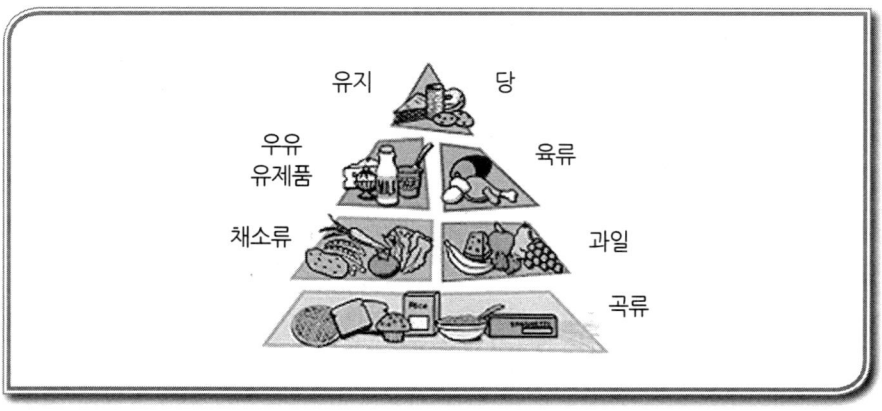

그림 3-6 식품구성 피라미드

건강관리를 위한 영양학적 기초

3) 피로예방과 회복을 위한 영양

① 피로예방을 위해 체내 에너지대사에 관여하는 비타민B군의 섭취를 늘이고, 스트레스에 대해 방어적 작용을 하는 비타민C를 충분히 섭취하는 것이 중요하다.
② 피로예방을 위해 스포츠 빈혈과 저항력을 기르기 위해 단백질(육류, 어패류, 우유, 두부 등)과 철을 충분히 섭취하며, 두뇌노동으로 피로를 느낄 때는 꿀과 설탕이 회복효과가 있고, 육체적인 활동으로 땀에 의한 염분이나 칼슘의 손실은 미네랄의 충분한 섭취가 효과적이다.
③ 피로회복을 위한 영양섭취는 피로에 의해 생겨나는 젖산의 처리는 비타민C와 유기산이 효과적이며 과일에 많이 들어있다. 피로회복을 위해 체액과 혈액을 약한 알칼리성으로 유지하기 위해 과일과 채소를 많이 섭취하는 것이 좋다.
④ 피로회복을 위해 체내 에너지의 분해, 해독등 대사산물의 화학 변화가 쉽게 일어나도록 비타민B_1(현미, 보리, 콩류, 감자, 효모)과 비타민B_2(광어, 우유, 김, 계란류, 치즈)를 충분히 섭취하며, 피로물질인 젖산의 분해에 도움을 주는 것이 비타민B이다.

4) 운동피로와 식욕감퇴시의 영양

피로누적에 따른 만성피로의 상태는 중추신경의 피로가 심하고 소화기능도 저하하며 식욕의 감퇴를 초래한다.
① 에너지 섭취량은 보통강도의 레벨(2,500kcal)로 낮추고, 가벼운 트레이닝을 한 다음 충분한 휴식을 취하여 식욕을 늘리는 것은 기능회복에 효과적이다.
② 단백질 섭취량은 체중 kg당 1.5g정도로 하며 지방 섭취량은 총 섭취 칼로리의 25%정도로 한다. 극심한 피로의 상태에서 식욕이 감퇴되었을 때의 주식은 죽, 국수, 오트밀(눌린 보리죽) 등이 좋다.

③ 비타민류(과일, 천연과즙)는 운동에 의한 소모량을 보충하고 피로회복 촉진을 위해 보통운동시의 비타민 소요량 보다 많이 섭취하는 것이 좋다. 필요 시 종합비타민제를 복용하거나 칼슘(우유 등)과 철(간)의 충분한 섭취가 필요하다.

5) 아침식사의 중요성

① 아침을 거를 경우 공복시간은 대략 18시간 정도로 매우 길어 혈당감소로 인한 집중력저하, 사고의 위험을 초래할 수 있다. 또한 아침을 먹지 않아 점심을 많이 먹을 경우 고혈당이 되면서 많은 인슐린이 필요하여 췌장에 부담을 주게 된다. 아침식사는 오전에 필요한 에너지 확보와 내장의 활동을 활발하게 촉진시키기 때문에 매우 중요하다.

② 수면 중에 대뇌와 근육, 전신의 세포는 몸 내부에서 활발한 신진대사로 300~500kcal의 에너지를 소비한다. 아침식사 후 점심식사 까지 3~4시간 있어야 하므로 오전 중에 활동을 시작하기 전 오전 활동에 필요한 에너지를 확보하기 위해서 아침식사를 하는 것은 생리적으로 중요하다.

③ 밤은 수면으로 휴식하는 시간이므로 인체의 조직과 세포, 위, 뇌도 휴식을 취해야 한다. 따라서 밤참을 먹는 것은 인체에 부담을 줌으로 유의해야 한다.

④ 보통 아침식사를 하면 기초대사율이 3~4%증가하고, 거르면 이만큼 낮아진다. 이를 1년 모아 계산하면 아침식사를 거르는 사람아 7kg정도 체중이 더 늘게 된다.

⑤ 하루 중 아침 9시에서 11시 사이에 심장마비나 뇌졸중이 제일 많이 발생한다고 하며 이 시간대에 급사하는 이유는 인체 아드레날린 분비가 많아져 혈압이 더 오르며, 혈소판의 농도가 올라가 혈액이 더 끈적거리기 때문이다. 여기에 아침을 굶으면 혈소판이 더 증가해지고 가능성이 더 높아진다.

⑥ 아침식사를 거르면 담석증, 변비, 장암의 발병률이 증가한다. 이는 쓸개에 담긴 담즙이 쏟아져 나와야 하는데 식사를 거를 때마다 그대로 남아있기 때문이다. 아침식사에 가벼운 야채와 섬유질을 섭취하면 장의 움직임이 활발해지며, 장에 쌓인 발암 물질도 씻겨 나가게 된다.

6) 운동상해 예방을 위한 철분, 칼슘 및 칼륨섭취의 중요성

① 철분은 체내 에너지대사에 직접 관련하므로 식사 중에 부족 되지 않도록 해야 한다(계란, 고기, 생선 다량함유).
② 칼슘은 골격의 발육, 발달기에 특히 중요하며 체내의 수축운동에도 관여하므로 스포츠 선수에게는 중요한 미네랄이다(치즈와 우유, 요구르트와 계란 등).
③ 칼륨부족은 체내경련의 원인이 되며, 야채나 과일(바나나)에 비교적 많으므로 식사나 디저트로 충분히 이용하는 것이 중요하다. 체내에서 칼륨은 글리코겐 저장이 증가할 때 체내에 저장량이 증가한다.
④ 세포외액의 칼륨농도가 저하되면 심장의 전도도와 수축의 이상, 근육의 마비 등의 이상증세가 생긴다.

참고문헌

김의수 외 5인(2003). 운동과 건강, 무지개사.
김태운 외6인(2011). 운동생리학, 도서출판 대진.
김현숙 외 8인(2001). 21세기 스포츠 영양, 교문사.
박수연(2000). SPORTS 영양학, 도서출판 태근.
박찬성, 신승렬, 양경미(2002). 식생활과 건강, 경산대학교 출판부.
보건복지부(2008). 우리나라의 외식 경향 조사분석-제4기 국민건강영양조사를

중심으로(2007년, 2008년)-

보건복지부(2012). 제1차 국민영양관리 기본계획(2012-2016).

이근일, 김완수, 김동제 편저(1998). 스포츠 영양학, 도서출판 태근.

이수천 외 공편저(1998). 운동과 영양, 도서출판 정림사.

이정숙, 장경태 공역(2004). 스포츠 영양학, 대한미디어.

이홍규, 김영설(1999). 대사와 영양, 도서출판 한의학.

장명숙, 김미정, 김나영(2006). 올바른 식생활, 도서출판 효일.

질병관리본부(2007). 우리 국민의 식품과 영양소 섭취현황.

서국웅 외 5인(2008). 건강과 평생몸만들기, 부산대학교 출판부.

박태선, 김은경(2001). 현대인의 생활영양, 교문사.

권기한 외 6인(2010). 건강을 위한 식품과 영양, 백산출판사.

장유경 외 3인(2011). 건강을 위한 기초영양, 형설출판사.

문수재 외10인(2010). 알기쉬운 영양학, 수학사.

김혜경 외 5인(1999). 건강과 영양, 울산대학교 출판부.

허채옥 외 9인((2008). 기초영양학, 수학사.

전희정, 전세열, 심영자 공저(2000). 식품과 현대인의 건강, 지구문화사.

American Dietetic Association(1987). Position of the American Dietetic Association nutrition for physical fitness and athletic performance for adults. *J Am Diet Assoc, 87*, 933.

Fogelholm G, R. Koskinen, J. Laakso, J. Rankinen & I. Ruokonen. Grandual and rapid weight loss : Effects on nutrition and performance in male athletes. *Med. Sci Sports Exer, 25*, 371.

Steen, S. N.(1988). Metabolic effects of repeated weight loss and regain in adolescent wrestlers. *JAMA, 260*, 47-50.

Weltman A. & B. Stamford(1982). Safe and effective weight loss. *Phys Sportsmed, 10*, 141.

04

건강관리를 위한 운동처방

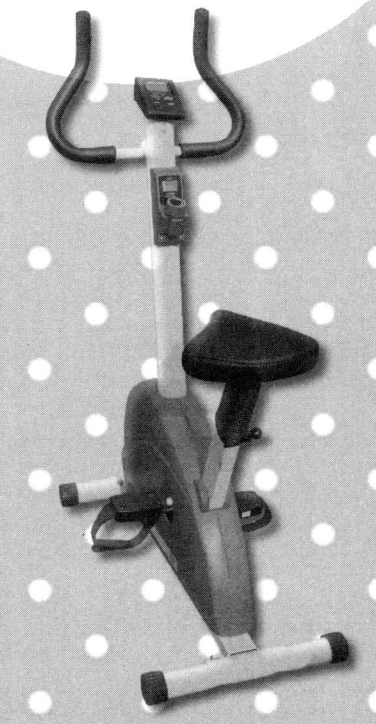

1 운동처방이란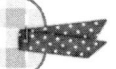

   자신의 건강을 유지·증진하고, 혹은 비만, 고혈압, 당뇨병, 고지혈증, 협심증, 요통, 관절염, 골다공증 등을 예방·치료하기 위해서는 자신의 건강상태와 체력수준에 알맞은 적당한 운동을 선택하여 규칙적으로 실시하여야만 한다. 예를 들면 의사가 환자를 치료하기 위해서는 여러 가지 검사와 진찰을 통하여 환자의 상태를 정확하게 진단한 후 질환에 가장 적절한 약의 종류, 약의 양과 배합을 정하는 것과 같이 운동을 하는 데도 여러 가지 검사를 통하여 현재의 체력수준 및 환경적요소를 고려하여 적당한 운동의 종류와 운동의 강도, 지속시간, 운동 빈도 등의 내용을 정하는 일이 필요하다.

   즉, 운동처방은 체력의 향상과 건강의 유지 증진을 목적으로 개인의 체력수준, 건강상태, 연령 등을 고려한 운동의 종류와 운동의 형식을 선택해 주고 그 질과 양을 어떻게 실시하는가를 구체적으로 제시하는 것을 의미한다. 운동처방은 자신의 건강증진이나 질병치료에 어떠한 운동을 어떻게 하여야 되는지를 판단할 수 있는 근거를 제시해 줄 뿐만 아니라 운동의 효과와 안전을 보장하는 과학적인 지침을 제공하는 것이라고 할 수 있다. 보건복지부에서는 2002년 국민건강증진 종합계획(Health Plan 2010)을 발표하면서 건강생활 실천항목에서 운동 분야를 포함하여 운동관련 사업에 대한 정부부처 간의 역할과 기능을 분담할 수 있도록 제도적인 기준을 마련하였고, 2004년 1월 6일부터 보건복지부 국민건강증진법 시행령, 시행규칙을 개정하여 전국보건소에 운동지도인력과 운동부하 검사장비 및 체력측정 장비 등의 시설을 갖춘 운동 지도실을 둘 것을 발표하였다. 이를 근거로 가까운 보건소에 운동처방실이 마련되어 소속 주민에게 맞춤운동처방을 실시하고 있다.

건강관리를 위한 운동처방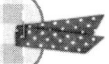

2 운동처방의 과정

1) 사전검사

피검자의 안정성 확보를 위해 가장 우선적으로 이루어져야 할 절차는 문진이나 자가 질문지를 이용한 사전검사이다. 이 사전검사에는 피검자의 건강 상태를 파악하기 위해 연령·성별 등의 개인 신상자료에서부터 식습관과 운동습관을 포함한 생활습관, 그리고 피검자의 현재와 과거의 병력에서부터 가족병력에 이르기까지 제반 병력조사 등이 성실하게 조사되어야 한다.

표 4-1 운동전 사전검사의 내용(ACSM)

항 목
(1) 의학적 질환의 유무(현재의 병력) …… 심근경색, 심장수술, 관상동맥질환, 고혈압 등의 심혈관 질환 유무, 천식, 폐기종, 기관지염 등의 호흡기성 질환 유무, 뇌졸중질환 유무, 당뇨병, 말초혈관질환, 빈혈, 혈전증, 암, 임신, 골다공증, 정신적 장애, 식습관 장애 등의 유무
(2) 과거의 신체검사 결과 …… 비정상적인 심음, 비정상적인 심장기능검사의 결과, 고지혈증, 고혈압 혹은 심한 부종의 유무 등
(3) 현재의 증상에 대한 과거의 병력 …… (특히 운동 시, 많은 양의 식사 후, 추위에 노출될 때, 정서적으로 불안정할 때) 흉부, 턱, 목, 상지 등에 나타나는 통증 또는 불편감, 어지럼증, 실신, 숨가쁨, 빈맥 혹은 심계 항진 등
(4) 최근 입원 또는 통원치료 여부 및 외과적 수술 유무
(5) 정형외과적 근골격계, 관절계의 문제 …… 관절염, 관절의 부종 유무 등
(6) 약물복용 및 알레르기의 유무
(7) 기타 생활습관 …… 알콜, 흡연, 카페인, 기타 약제의 복용습관 등
(8) 운동습관 …… 신체활동의 습관 또는 정도에 대한 정도(운동형태, 빈도, 강도, 시간)
(9) 직업력 …… 현재의 직업에 중점을 둔다(직업상 요구되는 신체활동의 정도, 상하지별 신체요구정도 등
(10) 가족력 …… 심혈관질환, 호흡기질환, 대사성질환, 급사, 심장마비 등의 가족력

2) 의학적 진단

현재의 질병 유무를 검사하여 운동이 그 사람의 건강에 해가 되는가를 평가한다. 검사는 상담과 임상검사로 구성되며, 검사의 결과는 다음 번 운동부하검사와 체력검사의 가부, 운동의 금지, 운동의 종목과 강도의 제한 등에 반영시키는 데 도움이 된다. 보통 일반인들은 운동의 긍정적인 측면에 대해서는 매스컴이나 기타 다양한 매체를 통해 많은 정보를 얻고 있지만 그 위험성에 대해서는 간과하고 넘어가는 경우가 많다. 최근 건강마라톤 인구의 급증으로 인하여 운동과 건강에 대한 인식이 고무되고 있지만, 자신의 체력을 고려하지 않은 무리한 운동으로 인하여 사고에 직면하는 사람이 증가하는 추세이다. 건강한 사람일지라도 나이가 들어감에 따라 성인병의 잠재요인을 가질 수 있기 때문에 운동프로그램에 참여 할 때는 사전에 세심하게 건강상태를 평가해둘 필요가 있다. 즉 운동검사와 운동 프로그램 참여 시 발생하는 위험성을 예방하고 적절한 운동검사와 처방전에 건강상태를 평가해야 한다.

표 4-2 일본 후생성의 의학진단 검사항목

항 목	세부사항
순환기능	심박수, 혈압, 심전도, 가슴의 X선검사
혈액소견	Hemoglobin, Hematocrit, 적혈구 수, 백혈구 수, 콜레스테롤, GOT, GPT, 총단백, 알부민/글로불린, 중성지방, 요소 질소
소변검사	요단백, 요당 등
기타	시력 및 안저, 청력, 체열 등

3) 운동부하검사

운동부하검사는 안정 시에는 잠복되어 발견할 수 없었던 신체적 이상과 질병을 운동이라는 스트레스를 부가함으로써 소견을 발견하고 평가하는 검사방법이다. 심장기능과 혈압 등 순환계의 이상 유무평가에 특히 주안점을 둔다. 이는 기초체력검사와 함께 피검자의 운동능력의 한계, 즉 운동강도의 상한(안전한계)과 하한(유효한계)을 결정하는 데에도 중요한 정보가 된다. 여기서 안전한계는 그 이상의 운동은 위험하다고 하는 운동강도 또는 운동량의 한계,

건강관리를 위한 운동처방 04

반대로 유효한계는 그 이하의 운동에서는 효과가 충분하지 않다고 하는 한계를 말한다. 안전한계와 유효한계는 개인마다 다르기 때문에 같은 운동이라고 해서 누구에게나 똑같은 운동요소가 적용되어서는 안 되며, 이 두 가지 요소를 고려한 운동처방이 이루어져야 한다. 운동부하검사는 전신지구력(심폐지구력)을 평가하기 유용한 검사로 최대 산소섭취량(VO2max)을 정확하게 측정할 수 있다. 최대산소섭취량은 인체가 운동하는 동안 단위시간당 섭취할 수 있는 산소의 최대치를 의미하는 것으로, 전신지구력을 평가하는 데 유용하다.

운동부하검사를 통한 최대산소섭취량의 운동양식으로는 트레드밀, 자전거 에르고미터, 벤치스텝검사 등이 있는데, 트레드밀과 자전거 에르고미터가 가장 많이 이용된다. 이 두 검사는 각자 나름대로의 장단점이 있다. 트레드밀 운동검사는 자전거 에르고미터보다 동원되는 근육량이 크므로 최대산소 섭취량의 값이 5~10% 정도로 높고 최대산소섭취량의 최대치를 얻을 수 있다는 장점이 있으나, 비용이 비싸다. 자전거 에르고미터는 비용이 싸고, 이동이 쉬우며, 심전도나 혈압 등을 측정하기 쉽다는 장점이 있다. 운동부하검사의 목적은 첫째, 견딜 수 있는 최대운동 및 최대산소섭취량을 평가하는 것이고, 둘째 안정 시 검사에서는 나타나지 않는 잠재된 신체적 이상이나 질병을 운동이라는 스트레스를 부가함으로써 현재화시켜 평가하는 것, 셋째 순환기능, 운동내

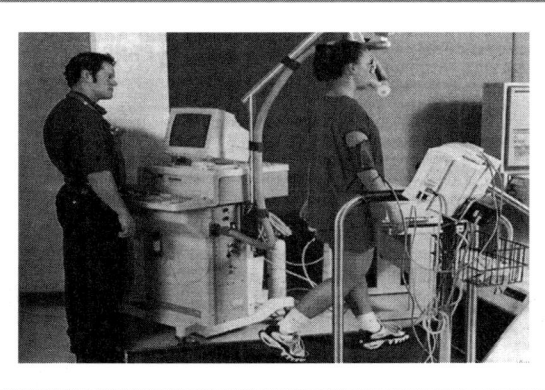

그림 4-1 운동부하검사

성능력, 최대산소섭취량 등을 지표로 하여 운동효과를 평가하는 것이다. 이 중 앞의 두 가지 목적은 운동처방에서 운동강도의 상한(안전한계)과 하한(유효한계)을 결정하는 데 중요한 정보이다.

현재 각 연구기관이나 병원, 보건소 등에서는 트레드밀 검사를 통하여 운동부하검사를 많이 실시하는데, 이때 호흡가스분석, 혈압, 심전도 등을 한 번에 검사하게 된다.

4) 기초체력 검사

(1) 근력측정 및 평가

근력은 근육의 부하에 대응하여 발휘할 수 있는 힘으로, 우리가 일상생활에서 물건을 들거나 팔씨름을 할 때처럼 한 번에 강한 힘을 사용할 경우가 이에 해당된다. 근력에서는 악력, 배근력, 복근력, 각근력 등의 측정이 가능하나 여기서는 가장 손쉽게 실시할 수 있는 악력을 제시한다.

악력(grip strength)은 엄지손가락과 다른 네 개의 손가락의 협응 및 일반적인 최대근력을 측정하는 것으로, 스메들리(Smedley)식 악력계를 이용 하여 주로 아래팔(전완)의 근력을 측정한다. 측정방법은 손가락의 두 관절이 직각이 되도록 조여 잡은 다음 팔을 자연스럽게 내린 상태에서 악력계가 몸에 닿지 않게 하여 측정한다.

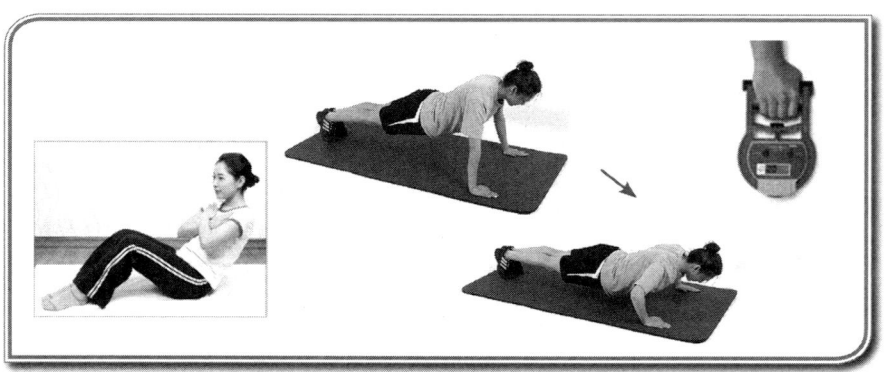

그림 4-2 근 지구력 측정과 악력계

(2) 근지구력의 측정 및 평가

근지구력은 근력발휘를 지속적으로 유지하는 능력으로 측정종목에는 팔굽혀펴기, 윗몸일으키기, 턱걸이, 철봉 매달리기 등이 있다.

① 윗몸일으키기

발을 30cm 정도 벌리고 무릎을 직각으로 굽히고 등을 매트에 대고 누워 양손을 깍지 낀 채 머리 뒤로 받친 자세로 준비한다. 누운 상태에서 "시작" 구령과 함께 1분 동안 반복한다.

② 팔굽혀펴기

팔굽혀펴기는 매트위에서 양손을 어깨너비로 벌려 바닥에서 팔이 수직이 되도록 짚고 머리, 어깨, 허리, 엉덩이, 다리 등이 일직선이 되게 한다. "시작" 신호와 함께 팔을 굽혀 가슴이 바닥에 닿을 정도로까지 내렸다가 다시 팔을 펴서 처음상태로 돌아오면 1회로 한다. 그러나 여자의 경우 팔굽혀 펴기 동작이 근지구력을 평가하기에는 객관성을 유지하기 어려우므로 운동강도를 줄이기 위해 무릎이 바닥에 닿도록 하여 실시하는데, 무릎 외에 엉덩이, 허리, 어깨, 머리는 일직선을 유지해야 한다.

(3) 유연성 측정 및 평가

유연성은 일반적으로 관절가동범위와 근육이나 관절주변조직의 신장능력에 의해 결정되는 체력요소라고 할 수 있다. 유연성은 신체 운동수행에 중요한 역할을 담당하고 있으며, 운동상해 예방에 중요한 역할을 한다.

유연성검사로는 앉아 앞으로 굽히기, 엎드려 윗몸 뒤로 젖히기, 서서 윗몸 앞으로 굽히기 등이 있으나, 여기에서는 쉽게 할 수 있는 서서 윗몸 앞으로 굽히기를 소개한다. 발판 위의 마루면을 0으로 하여 위쪽으로 25cm, 아래쪽으로 40cm의 눈금을 그린 자를 마루면에 수직으로 부착한 측정대를 마련한다. 피검자는 양 발을 약 5cm 벌리고 뒤꿈치를 바닥에 붙이고 측정대 위에 서서 무릎을 굽히지 않고 몸통을 앞으로 굽혀 손끝을 뻗어 닿은 거리를 측정한다.

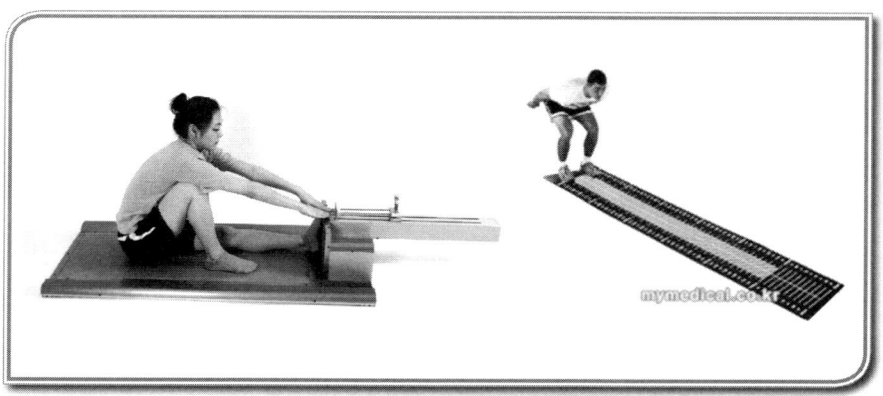

그림 4-3 유연성과 순발력측정

(4) 순발력 측정 및 평가

　순발력은 단위시간당 이루어지는 작업량으로, 최대한 짧은 시간에 폭발적인 힘을 발휘할 수 있는 능력을 말하며, 운동이나 일상적인 활동에서 매우 중요한 체력요소 중 하나라 할 수 있다. 측정종목에는 제자리높이뛰기, 제자리멀리뛰기, 50m달리기, 윙게이트 테스트 등이 있는데, 여기서는 일상생활에서도 간편하게 할 수 있는 제자리멀리뛰기를 소개한다.

　제자리멀리뛰기는 피검자가 표시선을 넘지 않도록 서서 도움닫기 없이 팔이나 몸 다리로서 충분하게 반동을 주어 앞 위쪽으로 뛰어 최대한 멀리 착지 하는데, 이때 공중자세의 규제는 없다.

(5) 민첩성 측정 및 평가

　민첩성은 재빠른 동작으로 신체를 잘 조정하고 부드럽게 반응하는 능력 혹은 신체동작에서 전신이나 부분동작을 신속하게 변경하거나 운동의 방향을 재빨리 바꿀 수 있는 능력을 말한다. 민첩성을 측정하는 방법으로 10m 왕복달리기, 부메랑런, 지그재그런, 버피테스트, 전신반응시간, 사이드스텝 등이 있는데, 여기서는 사이드스텝을 소개하기로 한다.

건강관리를 위한 운동처방 **04**

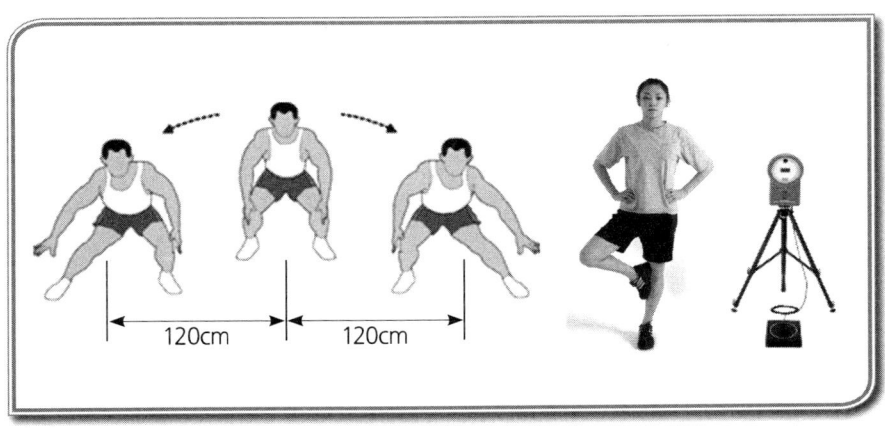

그림 4-4 사이드스텝과 평형성측정

사이드스텝은 중앙선을 중심으로 어깨너비 크기로 양쪽 발을 벌려서 선 후 "시작"과 함께 한쪽 발이 오른쪽 선을 넘어 처음과 같은 자세를 유지하고 다시 중앙선으로 발을 이동 후 왼쪽 선으로 이동한 후 다시 중앙선으로 이동하여 선다. 이러한 동작을 20초 간 실시하며 오른쪽이든 왼쪽이든 한번 갔다 중앙선으로 이동하여 서면 그것을 1회로 한다.

(6) 평형성 측정 및 평가

평형성은 신체를 일정한 자세로 유지할 수 있는 능력을 말한다. 가장 일반적인 방법은 직선보행검사와 큐어톤(Cureton)의 평형성종합검사 등이 있으나 여기서는 눈감고 한발로 서기를 소개한다.

피검자는 양팔을 옆으로 들고 준비자세를 취한다. "시작"과 동시에 한발을 들고 눈을 감은 다음 안정된 자세를 유지한다. 몸을 심하게 움직이거나 들어 올린 다리를 땅에 내리거나 팔을 내리면 끝난 것으로 간주한다.

5) 운동 프로그램의 처방

이상의 사전검사, 의학적 진단, 운동부하검사 및 기초체력검사 결과를 통해 처방대상자의 건강상태, 체력수준 및 운동능력의 한계 등을 파악할 수 있다. 이에 따라 운동실시의 가부와 운동강도의 안전한계 및 유효한계를 결정할 수 있으며 이를 바탕으로 운동형태, 적절한 운동량 및 운동빈도를 처방한다.

(1) 운동형태

운동을 실시하는 목적으로는 체중을 감소 또는 증가시키기 위해, 심폐능력을 향상시키기 위해, 근력을 향상시키기 위해 등 사람마다 다양하다. 또한 각자의 환경요인도 제각기 차이가 나며, 환자들의 질병의 종류도 다양하다. 그러므로 어떤 운동을 실시하는 것이 가장 이상적인가를 결정하기 위해서는 개인에 대한 많은 정보를 필요로 하며, 그 사전정보를 바탕으로 어떤 운동종목을 실시할 것인지를 판단한다. 예를 들어, 관절염이 있는 환자는 어떤 종류의 운동이 가장 효과적일 것인지, 그리고 고령자들에게는 어떤 종목이 적합한 것인가 등을 신중히 판단하여야 한다.

(2) 운동강도

운동강도는 운동을 얼마나 힘들게 할 것인가를 결정하는 것이다. 운동강도는 HRmax%, VO2max%, 1RM%, 자각적운동강도 등으로 표시하는데, 일반적으로 HRmax%를 가장 널리 사용한다. 즉 자신의 최대심박수의 몇 %로 운동하는 것이 가장 효과적인가를 판단하는 것이다.

개인의 수준에 따라 강도는 다르게 처방되어야 하지만 항상 운동강도의 적정범위를 고려하지 않으면 안 된다. 즉 운동강도는 안전한계와 유효한계 범위 사이에서 채택되어야 한다는 말이다. 안전한계란 그 이상의 강도에서는 위험을 수반할 수 있는 운동강도이며, 유효한계는 그 이하의 강도에서는 효과를 기대하기 어려운 운동강도이다.

건강관리를 위한 운동처방

운동강도는 체력 조건이 좋을수록 처방의 범위가 넓어지고 체력조건이 떨어질수록 그 범위는 좁아지게 된다. 안전한계도 유효한계와 마찬가지로 신체 조건에 따라 다르다.

① 목표심박수(THR ; Target Heart Rate)

목표심박수 = {(최대심박수-안정시 심박수)×처방비율(%)} + 안정시 심박수
예상최대심박수 = 220-연령

ex) 연령이 30세이고 안정 시 심박수가 70인 사람이 70%의 운동강도로 운동을 하기 위한 운동 시 목표심박수는?

먼저 예상최대심박수를 구한다.
220-30=190
예상최대심박수=190

목표심박수={(190-70)×0.7}+70
=(120×0.7)+70
=84+70
=154박/분

② 자각적 운동강도(RPE)

Borg에 의해 고안된 RPE표는 홀수점에 운동강도를 일상용어로 설명해 놓은 6~20까지의 15단계 정수표이다. 단계별 운동에 대한 RPE반응은 최대 산소섭취량, 심박수, 환기량, 혈중젖산농도, 심폐 및 대사기능과 높은 상관관계를 보인다. RPE는 운동강도가 일정한 운동의 운동강도를 파악하는 데 신뢰성이 높고 실용적인 지표이다. 이것은 지구력 운동강도를 설정하는 데 사용할 수 있으며, RPE에 의한 운동처방은 심박수와 결합해서 사용될 수도 있다.

운동프로그램을 시작할 때 참가자는 특정심박수에서 그 운동강도에 해당하는 RPE를 스스로 파악하도록 지도받는다. 참가자가 심박수-RPE관계에 익숙해

지면 심박수를 재는 횟수를 줄일 수 있고, RPE가 운동강도를 조절하는 우선적인 수단이 될 수 있다.

표 4-3. 자각적 운동강도(RPE)

6		13	약간 힘들다(somewhat hard)
7	매우 가볍다(very, very light)	14	
8		15	힘들다(hard)
9	상당히 가볍다(very light)	16	
10		17	상당히 힘들다(very hard)
11	가볍다(fairly light)	18	
12		19	매우 힘들다(very, very hard)

(3) 운동시간

준비운동과 정리운동을 제외한 주운동시간은 보통 15~60분이다. 가장 일반적인 운동시간은 20~30분이다. 이 정도의 운동시간은 최대운동능력을 향상시키는 데 반드시 필요하다. 비활동인과 환자들에게 운동 첫 주에 적합한 운동은 중간정도의 시간(20~30분)과 중간정도의 강도(최대운동능력의 40~70%)의 운동이다. 운동 처방은 참가자의 최대운동능력의 향상과 운동에 대한 생리적인 적응에 보조를 맞추면서 변경시켜야 한다. 시간-강도수준은 참가자의 최대운동능력, 건강상태, 특정운동에 대한 반응 등에 기초하여 개별적 차원에서 수정되어야 한다. 합병증 없이 정상적인 운동효과가 얻어진다면 2주 후부터는 운동 시간을 20~45분으로 점차 늘려나간다. 운동강도와 운동시간은 참가자가 운동을 마친 후 1시간 동안 과도한 피로를 느끼지 않도록 설정되어야 한다.

(4) 운동빈도

운동을 1주일에 몇 일이나 운동할 것인가를 결정하는 것이 운동빈도다. 운동은 규칙적이고 지속적으로 실시해야 하지만 얼마나 자주하느냐에 따라서 그 효과는 달라질 수 있다. 운동빈도는 일반적으로 주당 운동횟수(예, 3일/주)로 나타내며 적정한 운동빈도는 운동처방의 목적과 개인의 수준에 따라서 결정되어야 한다. 비만 아동들을 대상으로 운동을 실시하는데 만약 빠른 체지방 감소를 위하여 1주일 계속 운동을 실시하면 체중으로 인한 관절부위의 부담으로 인해 운동을 중도에 포기하는 경우가 발생하기 쉽다. 또한 근력 개선을 위한 운동은 최소한 주당 며칠을 하여야 하며 또한 개인의 수준으로 볼 때 그것은 적당한가를 고려해야 한다. 조깅프로그램을 시작할 때 관절에 과도한 부담이 유발될 수 있기 때문에 운동일과 휴식일을 교대로 하는 것이 바람직하다. 이렇게 하여 운동에 적응되면, 매일 운동을 할 수 있게 된다.

6) 재검사 및 운동 프로그램의 수정

운동처방의 효과를 알아보기 위해서는 운동실시 후 3~6개월 이내에 재검사하는 것이 바람직하지만, 여러 가지 여건상 재검사가 어려운 경우에는 적어도 1년에 한번은 검사를 실시하여야 한다. 따라서 그동안의 운동실시 상황을 파악하고 그 사이 운동의 효과를 평가하여 필요하다면 그 시점의 상황을 기초로 하여 운동처방을 수정한다.

3 운동처방의 원리

트레이닝의 실시목적은 원하는 체력요소를 유지하거나 증진시키는 것이다. 따라서 원하는 수준까지의 목표에 도달하기 위해서는 신체에 바람직한 자극을 주는 것이 필요하다. 이러한 자극은 인체가 신체내부 환경을 일정하게 유지하려는 항상성(homesteader)을 유지하지 못할 정도의 수준으로 자극의 강도를 고려해야 한다. 그러므로 인체는 깨어진 항상성을 유지하려는 적응력

(adaptation)이 나타나 체력이 향상될 수 있다. 따라서 이러한 자극을 적절히 고려하기 위해서는 다음과 같은 원리를 알아야 한다.

1) 과부하의 원리

인체는 일상적인 자극강도, 즉 평소 생활이나 운동 시의 자극보다 강한 자극을 받아야 항상성이 깨어지고 이에 대한 적응기전이 일어나 그 효과를 얻을 수 있다. 그러나 너무 낮은 자극은 항상성을 자극할 수 없고, 지나친 자극은 오히려 운동에 따른 심각한 피로를 유발할 수 있다. 따라서 자극을 촉진할 수 있을 정도의 강도로 운동하는 것이 필요하다. 예를 들어, 과부하(over road)의 원리는 평소 실시하는 웨이트 트레이닝의 무게가 10kg, 반복횟수가 10회라면 수 주후에는 적응이 되므로 그 이후엔 무게나 반복횟수를 증가시켜 주는 것이다.

2) 점증부하의 원리

과부하에 의해 트레이닝을 실시하면 일정기간이 지나 인체는 그 부하에 적응하게 되므로 더 이상 효과를 기대하기 어렵다. 따라서 일정기간이 지날 때마다 부하를 단계적으로 증가시켜야만 계속적인 체력 향상을 기대할 수 있다. 이것은 위에서도 언급했듯이 너무 낮은 자극은 체력의 향상을 꾀하기 어렵고, 너무 지나친 자극은 오히려 운동효과를 감소시킬 수 있으므로 인체가 적응할 수 있을 정도의 생리적 자극으로 조금씩 장기간에 걸쳐 부하를 점진적 (progressive load)으로 주는 것을 말한다.

3) 특이성의 원리

트레이닝 효과는 운동부하가 주어진 신체의 계통 또는 일부 기관이나 조직에 한정되어 나타난다. 그러므로 원하고자 하는 효과를 얻고자 한다면 그에

건강관리를 위한 운동처방

대한 바람직한 운동자극을 주어야 한다. 예를 들어 근력을 증가하거나 근비대를 위해서는 웨이트 트레이닝을 해야 하고, 체중의 감소를 위해서는 저강도의 유산소운동을, 호흡순환 기능의 개선을 위해서는 강도 높은 조깅을 해야 하다. 또한 유연성을 향상시키기 위해서는 관절부위에 각종 스트레칭을 해야 한다.

뿐만 아니라 웨이트 트레이닝의 경우도 가슴의 근육을 발달시키려면 벤치 프레스를 해야 하고 허벅지의 근육을 발달시키려면 스쿼트를 실시해야 원하고자 하는 목적에 따른 효과를 얻을 수 있다.

4) 자각성의 원리

트레이닝의 목적과 목표를 필요에 의해 스스로 설정하고 향상을 꾀하기 위한 운동방법과 운동강도를 스스로 작성하여 운동 시 이것을 인지하면서 하는 방법을 말한다. 즉 자신에게 필요한 체력요소를 향상시킬 목표를 세우고 이를 위한 운동종목, 운동강도, 운동시간, 운동빈도를 설정하고 실제 운동 시 이를 자각하면서 하여야 효과를 얻을 수 있다는 것을 의미한다.

5) 계속성의 원리

일회의 운동을 실시하고 더 이상 운동을 하지 않으면 그 운동자극은 더 이상 효과적인 향상을 얻을 수 없다. 따라서 지속적인 자극을 줌으로써 인체가 그에 대한 내적적응력을 갖게 하여 운동의 향상효과가 나타나게 된다. 또한 지속적인 자극을 통해 향상된 효과도 계속적으로 운동을 실시하여야 그 효과가 유지될 수 있다. 따라서 최소한 주 2회 이상은 계속적으로 운동하는 것이 바람직하다.

6) 개별성의 원리

인간은 개인의 특성에 따라 체력수준과 발달단계가 각각 다르다 그러므로 이를 고려하여 운동의 종류, 운동강도, 운동시간, 운동빈도 등의 운동부하를 구별하여 프로그램을 작성하는 것은 물론이고 개인의 체력수준, 성별, 연령, 발육단계 등을 고려하여 트레이닝 시켜야 효과적이다.

7) 다면성의 원리

다면성의 원리는 신체의 일부보다 신체 전반에 걸쳐 고른 향상을 하고자 하는 것이다. 트레이닝을 실시할 때 인체의 일부만 집중적으로 향상을 시키는 경우가 있는데, 이것은 시간적 여유가 부족하고 짧은 기간에 큰 효과를 얻기 위한 목적으로 실시되고 있다.

그러나 이러한 운동방법은 향상시킨 골격근의 반대에 위치하여 길항작용을 하는 근의 손상을 초래하거나 체형의 변화를 가져와 심한 통증을 수반 할 수 있다. 따라서 운동프로그램은 가급적 신체전반에 고르게 운동할 수 있도록 한다.

8) 다양성의 원리

인체는 한 가지 자극에 대하여 빠른 적응을 보이므로 더 이상의 트레이닝 효과를 얻을 수 없다. 따라서 보다 효과적인 체력의 향상을 위해서는 운동형태, 운동강도, 운동방법, 운동시간 등에 다양한 변화를 주어서 트레이닝 하도록 한다.

9) 구조휴식의 원리

운동시간은 운동과 그에 따른 적절한 휴식으로 구성되어진다. 일반적으로 강도 높은 운동 시에는 심한 피로를 느끼게 되는데 적절한 휴식을 함으로써 다음 운동에 피로를 느끼지 않고 적응할 수 있게 된다. 그러므로 적절한 휴식이 운동의 효과를 높이는데 기여를 하게 되는데 이를 구조휴식이라 한다.

10) SAID의 원리

SAID(specific adaptation to impose demands)의 원리란 신체는 부과된 부하에 특별한 적응을 보인다는 것으로 트레이닝 시 목표로 한 효과를 얻기 위해서는 부하가 적응을 일으키기에 적당해야 한다는 것이다. 즉 강한 강도로 운동하면 강한 강도에 적응하고 약한 강도로 운동하면 약한 강도에 적응한다는 것으로 이것 또한 운동프로그램의 지표가 된다.

4 운동처방에 따른 트레이닝의 구성

1) 트레이닝의 부하 강도

트레이닝의 효과적인 적용을 위해서는 적절한 부하수준을 고려해야 한다. 여러 선행연구들에 의하면 근육계의 향상을 위해서는 무거운 저항으로 반복횟수을 적게(Berger, 1962; Carpinelli, 1998, Starkey 등, 1996)하고 호흡순환계의 향상을 위해서는 가벼운 저항으로 반복횟수를 많게 하는 것이 바람직하다(Delorme와 Watkins, 1948)고 하였다. 이와 같이 트레이닝의 효과를 얻을 수 있는 트레이닝 처방의 요건은 트레이닝의 부하 조건이라고도 하며 아래와 같이 질적 요소와 양적 요소로 살펴볼 수 있다. 질적 요소는 어떤 종류의 운동을 할 것인가 결정하는 운동형태와 트레이닝 시 힘든 정도나 달리는 속도 그리고 무게 등과 같은 운동강도가 있다. 양적 요소는 몇 번 반복하고 몇 세트 운동하고 휴식을 어느 정도 하는가 하는 운동시간과 하루 또는 주 몇 회의 운동을 할 것인가 하는 운동빈도 그리고 운동효과를 얻기 위한 기간으로 최소 몇 주에서 몇 달 운동할 것인가 하는 운동기간이 있다. 보다 효과적인 트레이닝을 위해서는 이와 같은 질적 요소와 양적 요소를 적절히 처방하여 트레이닝을 실시해야 한다.

2) 1일 트레이닝의 구성

1일 트레이닝 프로그램은 준비운동, 본운동, 정리운동으로 구성된다. 이러한 구성요소를 살펴보면 다음과 같다.

첫째, 준비운동은 상해예방과 기록향상을 위하여 주근육군을 포함하여 주운동에 접근할 수 있는 강도까지 점차적으로 증대시킨다. 따라서 신체를 유연하게 하기 위하여 신체 각 부위의 근육 및 관절을 서서히 그리고 점차적으로 움직이도록 하고 심호흡이나 러닝에 의하여 호흡 및 순환계의 기능을 조정하고 체온을 상승시킨다. 또한 운동 동작을 정확하게 함으로써 운동 동작에 대한 자신감과 경기상황이나 본 운동에 대한 심리적 태도를 결정하므로 트레이닝의 양과 질 그리고 운동 종목에 따라 조정한다.

이러한 준비운동을 통한 신체기능의 변화의 변화는 체온의 상승으로 작업능률이 증가한다. 이것은 체온의 상승과 혈류량의 증가에 기인하여 근육 내의 화학 반응의 속도가 빨라지고 근육의 수축과 이완이 빨라지기 때문이다. 또한 신체의 유연성과 근육의 효과로 관절의 가동범위가 증가하고 협동근, 길항근을 이완시킨다. 따라서 관절의 가동범위를 크게 하고 격렬한 운동에서 발생하기 쉬운 근육 및 관절의 상해에 대하여 예방효과가 있다. 호흡순환기능의 효과로 먼저, 환기량 및 산소섭취량은 안정상태에서 운동을 하면 3~5분이 경과하여야 최고치에 도달하나, 준비운동에 의하여 체온이 상승하고 혈류량이 증가한 다음 운동을 하면 산소섭취량이 바로 최고치에 도달한다. 또한 심박수의 증가로 운동중지 후에도 일정기간 유지되므로 다음 주 운동에 대한 심장의 준비단계가 된다. 마지막으로 준비운동은 산소섭취량과 환기량을 높여 산소부채량을 현저히 감소시킨다. 한편, 신경기능의 효과로 척추와 두뇌의 흥분성을 높여주어 동작에 긍정적인 영향을 준다. 따라서 정확하고 예민한 동작을 가능하게 한다. 이와 같이 대뇌의 흥분성이 증가하여 반응시간이 단축될 수 있다.

둘째, 본운동은 운동 프로그램의 목적에 해당하는 운동으로 구성되며 운동시간은 20~60분 정도가 바람직하다. 이러한 운동은 건강관리가 주목적이므로 건강관리를 위해 심폐지구력, 근력과 근지구력, 그리고 유연성 등의 향상을 위한 운동으로 구성되어야 한다. 이러한 본 운동을 하면서 기록에 도전하거나 지나친 경쟁을 의식해서는 안 된다. 또한 운동 시작 후 5분 이내에 호흡곤란이나 고통이 수반되면 운동강도를 낮추고, 흉부에 심한 압박감이나 통증이 나타나면 의학적 검사 및 운동부하검사를 통해 운동의 안전범위를 재검토해야 한다. 또한 하지 및 관절에 통증이 나타나면 1~2일 정도 운동을 중단하고 원인을 규명한 후에 실시한다.

셋째, 정리운동은 심한 운동 후 정지하면 현기증을 느끼게 되는데 이것은 사지에 몰렸던 혈액이 운동전에 필요로 했던 부위 즉 심장이나 뇌에 서서히 다시 돌아가도록 하지 않는다면 혈액이 사지에 그대로 머물러 있어 의식을 잃게 된다. 또한 운동 후 뜨거운 샤워를 삼가해야 한다. 왜냐하면, 혈관확장으로 혈액이 심장으로 잘 전달되지 않기 때문이다. 운동 중 혹사당한 생체의 여러 기관에 대하여 점차적으로 부하를 감소하여 안정상태로 유도하는 것이 정리운동의 목적이다. 갑작스런 중지는 호흡순환기능이 신속히 안정상태로 돌아가는 것을 저해하고 운동 중 생성된 노폐물의 제거가 지연된다.

3) 주간 트레이닝 구성

주간 프로그램은 프로그램 편성의 기본단위가 된다. 왜냐하면 하루에 여러 가지 다양한 운동을 모두 실시하기는 어렵기 때문이다. 따라서 주간 프로그램은 3~5일 정도의 운동을 격일제 또는 거의 매일 규칙적으로 실시하는 것이 바람직하다. 뿐만 아니라 가급적 주 2회 이상의 강도 높은 운동자극을 주어 인체가 적응할 수 있게 배려하는 것이 좋다. 따라서 운동부하는 단계별로 자극을 줄 수 있게 해야 한다.

4) 트레이닝의 운동기간(단계)

운동기간은 트레이닝 계획에 따라 운동을 실시하여 목표로 한 운동효과가 언제 나타나는가 그리고 목표를 수정하기 위해 트레이닝 재 처방을 필요로 하는 시기는 언제인가 검토하여 계획된 트레이닝을 실시하는 기간을 말한다. 이것은 트레이닝을 통하여 체력향상이 더 이상 이루어지지 않는 정체기까지를 말한다. 일반적으로 이러한 정체기는 근력 증가는 10주 이상 심폐지구력은 12주 이상의 기간이 필요하다고 할 수 있다.

운동기간은 최초 적응하기 위해서 운동프로그램에 따른 운동요령 또는 방법의 습득과 신체적 적응의 과정으로 4~6주 정도가 필요하다.

이후 몇 주의 적응 후 목표로 한 트레이닝의 최대효과를 얻기 위해 적극적으로 운동자극을 주는 과정이 필요하다. 이 과정에서는 많은 운동량과 높은 강도의 운동을 실시해야 하며 일반적으로 12~20주 정도이며 적절한 휴식을 배려하는 것이 바람직하다.

마지막으로 운동을 시작한지 6개월 정도 지나면 그동안 향상되었던 체력수준을 지속적으로 유지 관리해야 한다. 따라서 운동에 대한 흥미를 잃지 않도록 새로운 종목을 배려하는 것도 바람직하다.

5) 트레이닝의 가능성과 한계

트레이닝에서 합리적이고 과학적인 진단과 처방은 인체의 기능과 체력을 적절하게 향상시킬 수 있는 가능성이 있다. 이러한 향상은 트레이닝 계획에 따라 트레이닝하게 되므로 점진적으로 인체가 적응하게 되고 목표로 한 체력의 수준이 어느 지점에서 정체를 이루게 된다. 이러한 정체가 나타나면 체력의 수준이 현저히 향상되었다고 볼 수 있을 뿐만 아니라 재 처방을 해야 할 필요가 있다.

일반적으로 관절의 가동범위에 따라 결정되어지는 유연성의 정체현상은 8~10주 이상, 근비대에 따른 근력증가의 정체현상은 10~12주, 유산소 운동에 따른 심폐지구력의 정체현상은 12~16주 정도 소요된다. 그러므로 인체에 적응이 되어 현저하게 그 효과가 나타나는 기간은 일반적으로 12주 정도로 파악할 수 있다.

한편, 트레이닝을 지속했을 때 그 효과가 언제까지 지속적으로 향상될 수 있는 것은 아니다. 이와 같은 증가는 생체의 기능을 최고점에 도달하게 하는데, 이후에는 더 이상의 효과를 기대할 수 없다. 체력에 관계된 트레이닝은 약 5년, 기술에 관계된 트레이닝은 10년 정도가 한계이다.

6) 트레이닝의 역치

트레이닝 시 운동의 효과가 나타나는 단계의 운동부하를 트레이닝역치(training threshold)라고 하며, 운동처방의 기초가 되는 최저 수준의 부하 강도를 의미한다. 따라서 운동강도, 운동시간, 운동빈도는 역치수준 이상의 부하조건이 되어야 한다.

Hettinger와 Muller(1953)에 의하면 동적 근력강화 트레이닝의 역치수준은 최대근력의 40~50% 이상이며, 정적 근력을 위한 트레이닝의 역치수준은 최대근력으로 2~3초 이상 지속운동을 해야 한다고 한다. 따라서 동적 근력향상을 위한 강도수준은 최대근력의 60% 이상으로 운동하는 것이 바람직하고 정적 근력향상을 위한 강도 수준은 최대근력으로 6초 이상 지속하는 것이 바람직하다.

7) 오버트레이닝

오버트레이닝(over training)은 훈련효과를 급속하게 획득하기 위해 운동 처방을 무시한 강도와 시간 또는 반복횟수의 지나친 자극으로 훈련 효과가 오히려 감소하고 만성피로, 감기, 체중감소, 불면 등의 생리적 현상이 나타나는 현상이다. 이 시점에서 취할 수 있는 조치는 다음과 같다. 첫째, 심한 피로 시에는 트레이닝을 중지하고 휴식을 취한다. 둘째, 중정도의 피로 시는 트레이닝의 질과 양을 바꾸어 새로운 자극으로 처방을 한다. 셋째, 가벼운 피로 시는 질은 그대로 두고 양을 줄여 처방한다.

8) 운동에 따른 오해

우리가 하는 트레이닝에 대해 일부 사람들은 그 결과에 대해 오해를 하고 있다. 이것을 운동순화라고 하는데, 예를 들어 근육의 비대와 근력강화를 위한 웨이트 트레이닝은 신체의 유연성·민첩성·조정력을 크게 둔화시키므로 운동목적에 맞는 효과가 본질을 손상시킨다는 것이다. 그러나 실제로는 웨이트 트레이닝을 통하여 단련된 근육은 유연성, 스피드, 조정력에 매우 큰 효과를 나타내며, 절대 순화(운동에 따른 오해)현상을 나타내지 않는다.

5 운동상해의 이해

지나치게 강한 부하와 많은 시간의 트레이닝, 그리고 갑작스런 충격으로 인하여 신체발달의 저해와 상해가 발생하게 되는데, 이처럼 트레이닝 시 자주 접하게 되는 상해는 근육(muscle)과 힘줄(건, tendon), 인대(ligament)에서 주로 나타난다. 이러한 상해는 다음과 같다.

1) 과긴장 및 염좌

과긴장(strain)은 근육의 과도한 신전 상태이고, 염좌(sprain)는 인대를 손상시키는 삔 상태를 가리킨다. 이것은 근육 또는 힘줄(건)의 과신전이나 파열 시 나타난다. 과긴장 및 염좌는 주로 적당한 준비운동을 하지 않았을 때, 웨이트 트레이닝 시 갑자기 몸을 비틀거나 잡아당길 때, 지나치게 무거운 중량을 너무 빨리 들려고 할 때, 휴식이 부

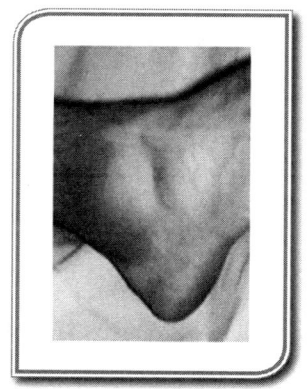

그림 4-5 과긴장과 염좌

건강관리를 위한 운동처방 04

족할 때, 부상이 회복되지 않은 상태에서의 과도한 긴장과 같은 이유로 발생한다. 과긴장이 주로 발생하는 부위는 가슴, 등, 팔, 대퇴사두근, 대퇴이두근이고, 염좌가 주로 발생하는 부위는 어깨, 무릎, 손목, 발목이다. 한편 과긴장과 염좌의 발생단계를 다음과 같다.

1단계, 약간의 근육섬유 파열로 상처부위가 민감해지고 부어오른다.

2단계, 조직의 부분파열로 상처부위가 더 부어오르고 통증이 심해진다.

3단계, 조직의 완전파열로 부상부위가 많이 부어오르고 통증이 매우 심하며 관절은 근육의 파열과 부종으로 인하여 움직이기 어려워진다.

2) 힘줄의 염증

힘줄(건)의 염증(tendinitis)은 힘줄(건)의 파열로 인한 염증을 말하며, 통증과 함께 부상부위가 부어오른다. 보통 같은 운동을 너무 많이 반복할 때 일어나는데, 아킬레스힘줄(건), 무릎힘줄(슬개건), 어깨나 팔의 힘줄(건), 손목과 손의 힘줄(건)에서 자주 발생한다. 처치로는 운동을 중단하고 얼음찜질을 실시한 후 하루 정도 지나면 다시 온찜질을 하고 혈류를 촉진시켜 재활을 돕는다.

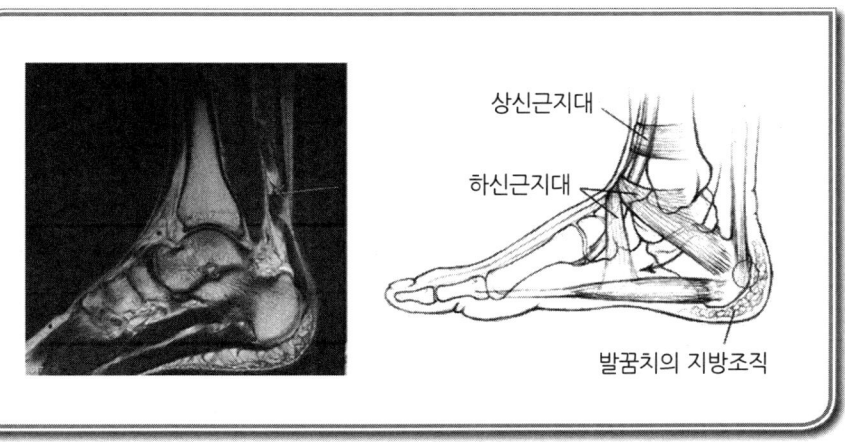

그림 4-6 힘줄의 염증

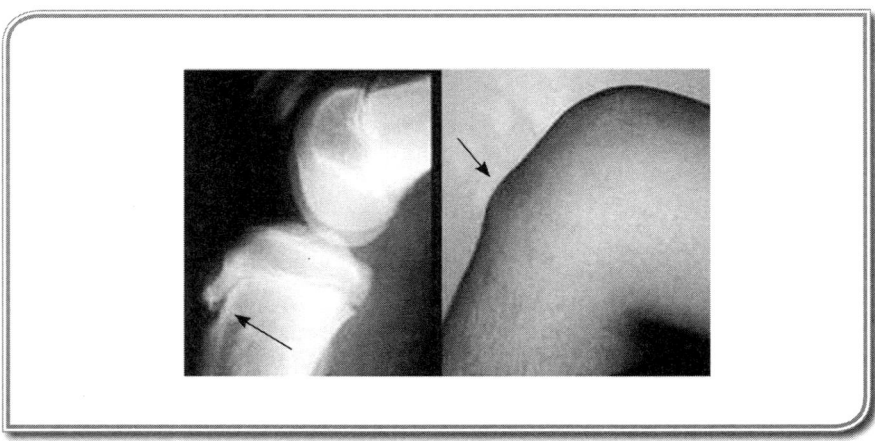

그림 4-7 활액낭 염증

3) 활액낭염증

윤활액주머니(활액낭)는 두개 이상의 뼈가 관절을 이루는 곳에 위치하며 윤활액은 뼈의 마찰을 감소시켜 주는 윤활유 역할을 한다. 이러한 윤활액주머니(활액낭)에는 때때로 염증이 발생하여 통증이 수반되는데, 이를 활액낭염증(bursitis)이라고 한다. 주로 어깨관절의 윤활액주머니(활액낭)에 가장 많은 통증이 발생하며, 팔꿈치, 무릎, 엉덩관절(고관절)에서도 자주 발생한다. 이러한 증상이 나타나면 장기간에 걸쳐 운동을 중지하고 안정을 취해야 한다.

4) 탈구

탈구는 뼈가 정상적인 관절위치에서 벗어난 것으로, 각종 운동수행 시 발생한다. 특히 웨이트 트레이닝을 하다 보면 완전한 탈구가 아닌 약간의 탈구가 발생하는데, 이로 인하여 관절을 움직이는데 어려움이 발생할 수 있다. 탈구가 주로 발생하는 부위는 어깨관절, 팔꿉관절(주관절), 손목관절, 척추 등이다. 대부분의 상해는 충돌 시 혹은 떨어질 때 발생하기 쉬운데, 바람직하지 않은 자세로 운동을 수행할 때도 발생한다. 특히 웨이트 트레이닝에서 탈구는 들어올 때 자세가 정확하지 않거나 무리하게 무거운 중량을 이용할 때 자주 발생한다. 주로 벤치프레스를 무거운 중량으로 할 때는 어깨관절과 팔꿈관절(주관절)의 부상이 많고, 스쿼트를 무거운 중량으로 할 때는 척추와 무릎관절에 상해가 발생하기 쉽다. 따라서 운동 시 충분한 준비운동은 물론 역학적 자세를 유지하고 지나치게 무거운 중량의 운동은 가급적 삼가는 것이 바람직하다. 또한 관절의 탈구나 기타 유사증상이 있을 때는 억지로 끼워 맞추거나 하지 않아야 한다. 그로 인해 더욱 심한 2차 증상을 유발할 수 있기 때문이다. 따라서 탈구부위를 고정하고 신속히 가까운 병원으로 가야한다.

5) 골절

골절은 뼈가 부러진 것으로, 뼈가 골절되어 다른 상해를 수반하지 않는 것을 단순골절이라 하고, 뼈가 골절되어 여러 조각이 부서지거나 골절된 뼈가 근육이나 피부에 상처를 입히는 것을 복합골절이라고 한다. 이러한 골절은 갑작스런 과부하나 운동 중 과도한 충격에 의해 발생하는데 주로 아래팔 뼈(전완골)나 정강뼈(경골), 넙다리뼈(대퇴골)에서 많이 발생한다. 이러한 골절이 발생했을 때는 발목 또는 손목을 움직일 때 심한 통증과 더불어 움직이기 매우 곤란해진다. 이때는 골절부위를 움직이지 않게 고정하고 신속히 가까운 병원으로 가야한다.

6) 찰과상

찰과상은 피부의 마찰에 의해 발생하게 되는데 피부나 옷에 의해서 지나치게 많이 문질러졌을 때 긁혀서 출혈이나 따끔거리는 통증을 유발하게 된다. 트레이닝 시 가장 많이 발생하는 부위는 조깅이나 런닝 시에는 허벅지 사이와 겨드랑이 아래에서 나타난다. 이러한 찰과상은 반복되는 운동시간과 신체의 체지방에 따라 그 빈도가 증가한다. 찰과상을 예방하기위해서는 땀 배출과 통풍이 잘되는 부드러운 옷이나, 반소매를 입고 운동한다. 또한 찰과상을 입은 부위는 바셀린을 발라주는 것이 좋다.

7) 근육통

근육통은 비교적 가벼운 통증으로, 열심히 운동했다는 증거라고 할 수 있다. 근육비대나 근지구력 증가, 그리고 체형개선을 추구하는 한 근육통의 예방은 있을 수 없다. 근육통은 과부하에 의한 자극을 받았음을 의미하고, 아직까지 생리적으로 정확한 원인이 밝혀지지 않았지만 미세한 근섬유의 파열이나 경련에 의해서 유발된다고 생각된다.

근육통은 운동 후 즉시 혹은 하루 이상 시간이 지나거나 주로 수면 후 나타나며 1~3일간 지속된다. 움직이지 않을 때는 실질적인 고통은 없고 앞서 사용한 근육의 움직임이 있을 때 통증을 느낀다. 근육통을 해소하기 위해서는 같은 운동을 수차례 반복하거나 마사지 그리고 온욕을 하는 것이 효과적이다.

8) 옆구리 통증

옆구리 통증은 주로 신체가 충분히 워밍업 되지 않은 상태에서 과도한 운동을 함으로써 발생한다. 이것은 컨디션의 저조, 약한 복부, 얕은 호흡, 운동 전의 과식, 탈수, 과도한 운동강도, 횡격막 혹은 늑골사이의 늑간근의 국소적 허혈(산소부족)과 관련이 있으며, 운동을 중단하고 스트레칭하거나 옆구리를 주무르면 치료될 수 있다. 수분 동안의 운동기간이 지나면 고통과 경련이 감소할 것이고, 고통이 사라지고 나면 운동을 다시 할 수 있다.

9) 근육경련

근육경련은 일종의 격심한 근육의 수축이다. 이것은 운동 중이나 휴식하는 동안에 발생한다. 종아리에 가장 많이 근육경련이 발생하지만 신체의 어느 부위에서도 발생할 수 있다. 근육경련은 피로에 의해서 발생된다. 이것은 인체의

건강관리를 위한 운동처방 **04**

방어적 메커니즘으로 운동을 중지하고 휴식을 취하라고 인체가 보내는 신호일 수 있으며 체력의 불균형, 전해질의 불균형, 탈수와 관련이 있다. 특히 날씨가 덥고 습기가 많은 여름에 가장 많이 발생할 수 있다. 근육경련은 음료를 마시면서 서서히 근육을 스트레칭 함으로써 효과를 볼 수 있으며 마사지 또는 근육을 신장시키는 것도 효과적이다.

10) 상해대비(R.I.C.E)

(1) 휴식(rest)

일반적으로 부상당한 부위는 회복될 때까지 72시간 이상 휴식을 취해야 한다. 완전히 회복되기도 전에 운동을 다시 시작하면 그 부위가 재발하는 경우가 많다. 또한 지나치게 긴 시간의 운동 등으로 집중력이 저하되어 상해를 일으키는 경우가 발생하므로 가급적 운동 사이에 적절한 휴식을 주어 운동의 효과를 높이고 상해를 예방해야 한다.

(2) 얼음찜질(ice)

염좌나 타박상 및 긴장된 부위나 피하에 출혈이 있거나 부어오르는 부위에는 즉시 얼음찜질을 한다. 20분 이상 상해를 입은 부위에 찜질하는데 지나친 찜질로 동상에 걸리지 않도록 주의한다. 이것은 표피조직의 혈액의 흐름을 감소시킴으로써 통증을 완화시킬 수 있다. 또한 얼음찜질은 붓기와 염증을 가라앉히고 조직의 손상을 완화시킨다. 더 깊이 있는 혈관에서의 혈액 순환은 증가하여 혈액이나 영양물질을 공급해주며 상해부위를 치료해 준다. 상해 후 처음 48~72시간 동안에는 2~4시간마다 얼음찜질을 한다.

(3) 압박(compression)

상처부위를 얼음찜질을 못 할 경우에는 상처부위가 크게 붓는 것을 예방하기 위하여 탄력붕대로 감싼다. 감쌀 때는 꼭 맞게 하되 혈액순환이 방해되지 않을 만큼 충분히 감싸준다. 만약 상처부위에 경련이 일어나기 시작한다면 압박붕대를 지나치게 단단히 맨 경우이므로 압박붕대를 떼어내고 다시 느슨하게 감싸준다. 압박붕대를 하고 수면에 들지 않도록 한다. 수면 시 경련의 발생으로 심각한 손상을 초래할 수 있기 때문이다.

(4) 거양법(elevation)

상처부위나 피로해진 다리를 심장의 높이보다 더 높게 들어 올리는 방법이다. 이 방법은 붓기를 제거해 주고, 통증을 완화시켜 준다. 때문에 발목이나 무릎을 다친 대부분의 사람들은 수면에 들 때 상처부위를 베게 위에 올려놓는다. 특히 상처가 없더라도 하지정맥류와 같이 혈류순환이 제한받을 때 하지를 높이 들어주므로 정맥혈을 촉진시켜 피로를 예방할 수 있다.

참고문헌

김영일, 김영빈(2005). 운동처방 에센스, 대경북스.
김창균, 김갑수(2005). 운동생리학 강의, 대경북스.
민경선 외 4인 공역(2000). 운동처방의 실제, 학문사.
박상갑 외 8인(2001). 임상운동처방론, 동아대학교출판부.
백일영(2002). 운동생리학과 운동처방, 대한미디어.
성동진(2005). 질환별 운동처방, 고려의학.
이상현, 이용수(2002). 최대하 운동중 지방연소량을 이용한 최대지방연소 운동 강도의 평가. 한국체육학회지, 41(5), 699-711.
이승주(2000). 운동의 과학적 검사, 대한미디어.
전태원 편저(1994). 운동검사와 처방, 도서출판 태근문화사.
한국운동처방협회(1990). 운동처방지도서, 도서출판 한일.
한국체육과학연구원(1998). 1급생활체육지도자 연수교재, 도서출판 동원.

한국체육과학연구원(2002). 1급생활체육지도자 연수교재(운동처방편).

加賀谷凞彦(1975). 運動生理概論, 203.

石河利寬(1969). 現代トレニソグの科學, 東京, 大修館書店, 4-5.

Achten, et al.(2002). Fat max zone, MSSE, 34(1), 92-97.

Berger, R. A.(1962). Optimum repetitions for the development of strength. *Research Quarterly, 33*, 334-38.

Carpinelli, R., & Otto, R.(1998). Strength training : Single versus multiple sets. *Sports Medicine, 26*, 73-84.

Chai, H. W.(1961). Encyclopedia of physical education, Seoul, K. H. *News Paper Co., 5-2(2)*.

Delorme, T. L. & Watkins, A. L.(1948). Techniques of progressive resistance exercise, *Arc. P. Med, 29,* 263.

Fox, E. L., & D. K.(1974). Interval training : Conditioning for sports and general fitness. Philadelphia : *W. B., Saunders Co.*, 14-15.

Hettinger, T. & Muller, E. A.(1953). Die mushelleistung und Muskeltrainerung, *Arbeitsiologie, 15*, 111-126.

Iknoian T.(1995). Fitness Walking, Human Kinetics.

MacDougall, J. D. et al.(1983). Maximal aerobic capacity of canadian school children : Prediction based on age-related oxygen cost of running. *Int. J. Sports Med, 4*, 194.

Oshida, Y. et al.(1991). Effects of training and training cessation on insulin action. *Int. J. Sports Med, 12*, 484-486.

Smith, L. E. & Whitley, L. D.(1965). Influence of strengthening exercise on speed of limb movement, *Res. Quart, 32*, 315-325.

Starkey, D., Pollock, M. Ishida, Y. Welsch, M. Brechue, W. Graves, J. & Fiegenbaum, M.(1996). Effect of resistance exercise training volum on strength and muscle thickness. *Medicine and Science in Sports and Exer-*

cise, 28, 1311-20.

Wells, C. L.(1991). Woman, *Sports & Performance(Second edition)*, Human Kinetics Books.

05

건강관리를 위한 해부생리학적 기초

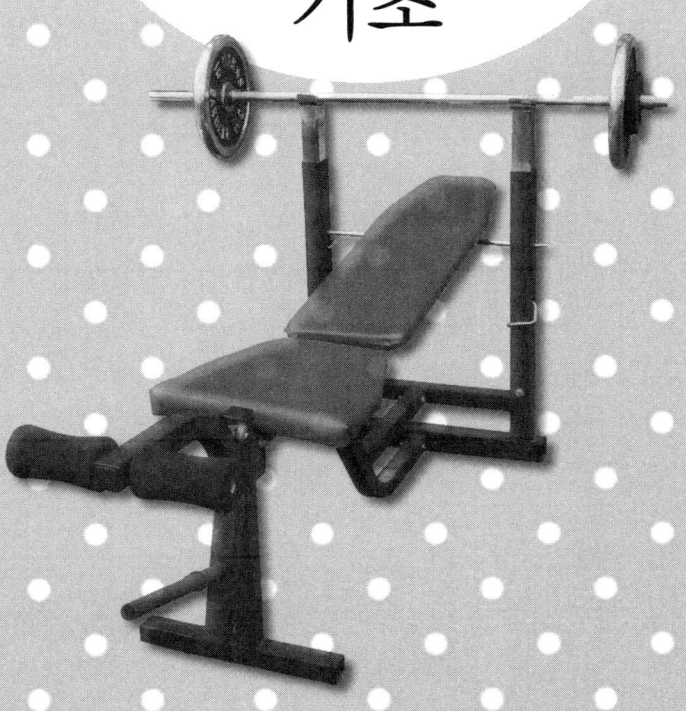

exercise

　해부학(anatomy)은 인체의 구조나 형태학을 연구하는 과학의 한 분야이며 생리학(physiology)은 인체가 어떻게 일하거나 기능하는 지에 대해 설명하는 과학의 한 분야이다. 그러므로 해부학과 생리학은 서로 연관이 있으며, 구조와 기능은 항상 함께하는 것이다. 우리의 인체구성은 세포가 모여서 조직을 이루고 조직이 모여서 기관을 형성하며, 각 기관의 유기적인 통합으로 한 분야의 기능을 수행하는 계통을 이루게 되는 것이다. 인체를 구성하는 계통은 골격계, 근육계, 순환기계, 호흡기계, 소화기계, 신경계, 면역계, 생식기계, 비뇨기계, 내분비계, 외피계, 림프계 등 12계통으로 분류된다. 따라서 인간은 이러한 계통들이 모여서 통합된 작용을 수행함으로써 인간이라는 하나의 최종단위를 이루게 된다.

　이러한 각각의 신체조직은 인체에 어떠한 작용을 할까? 우리가 가만히 움직이지 않아도 우리 인체는 신기하리만큼 자신의 일을 오차 없이 수행하고 있다. 특히 추운 날씨 속에서도 체온을 의지와는 관계없이 37℃를 유지하기 위하여 혈관을 자동적으로 수축시켜 체온을 유지하게 하는 등의 변화를 통해 내부 환경을 일정하게 유지하게 하는데 이를 항상성(homeostasis)이라 한다.

　하지만 운동이나 각종 활동을 하게 될 경우 변화된 환경 속에서도 신체가 적절하게 변하여 각종 활동을 수행해 낼 수 있게 된다. 예를 들어 낮은 습도와 온도 환경에서 일정한 최대하 운동을 60분간 실시할 경우 운동 시작 이후 서서히 체온이 증가하게 된다. 하지만 체온이 계속해서 올라가면 생명에 큰 위험이 되기 때문에 체온이 더 이상 오르지 않는 고원현상이 나타나게 된다. 이렇듯 운동이나 각종 환경 상황에서 사람의 체온이 일정하게 유지되는 것과 같이 생리적 요소들은 변하지 않지만 안정 시 체온과는 다른 상황을 유지하여서 신체반응이 균형을 이루는 상태를 항정상태(steady state)라 한다.

　인체는 위대한 창조물이며 대부분의 사람들은 인체의 각 부분이 어떠한 일을 하고 어떠한 일은 하지 않는지, 왜 그런 식으로 행동하는지 무엇이 우리를 병들게 하는지 등 인체에 대해 궁금증을 가지고 있다. 따라서 해부생리학의 기초지식은 영양섭취와 신체활동은 물론 정신적, 사회적 활동에서도 건강관리

건강관리를 위한 해부생리학적 기초 05

를 위해 생각하고 적용해야 할 필수적인 것이다.

1 해부학적 용어

1) 인체의 해부학적 자세와 방향

① 수평(horizontal or transverse)
지평면과 평행을 이루는 방향, 수직에 대한 직각의 방향, 또는 인체의 세로

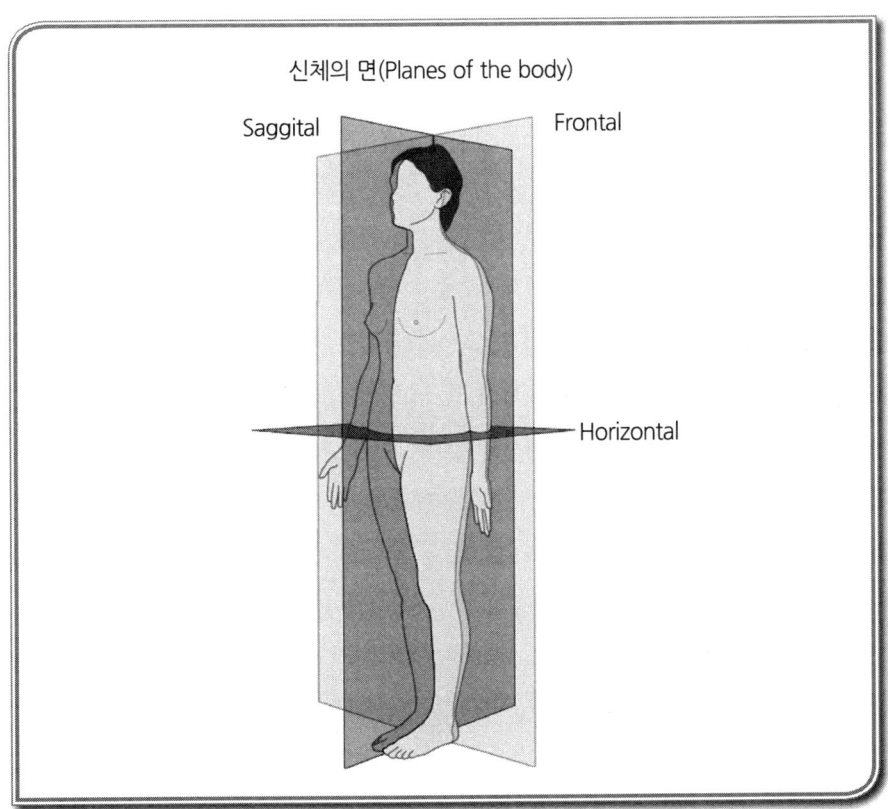

그림 5-1 해부학적 자세와 움직임 기준면

축에 대한 가로의 방향

② 수직(vertical)
지평면과 직각을 이루는 방향, 즉 위. 아래의 방향

③ 상(위, superior)
인체의 경우 머리쪽에 가까운 방향

④ 하(아래, inferior)
위에 반대되는 방향으로 인체의 경우 발에 가까운 방향

⑤ 전(앞, anterior)
인체의 경우 배쪽(ventral)

⑥ 후(뒤, posterior)
인체의 경우 뒷면, 즉 등쪽(dorsal)

⑦ 내측(안쪽, medial)
인체를 좌우로 대칭되도록 나누는 정중(median)에 보다 가까운 위치

⑧ 외측(가쪽, lateral)
정중에서 멀리 떨어진 위치, 내측에 상대되는 의미

⑨ 내부(속, internal)
장기(organ)에서 흔히 사용되는 용어, 장기의 깊은쪽 의미

⑩ 외부(바깥, external)
내부의 반대말, 장기의 외면, 즉 얕은쪽 의미

⑪ 시상(sagittal)
인체를 좌우로 나누는 전후방향

⑫ 정중(median)
인체를 정확히 좌우 대칭으로 나누는 한가운데, 이때 생기는 면이 정중면(median plane)

건강관리를 위한 해부생리학적 기초 05

⑬ 관상(전두, coronal or frontal)
인체를 앞뒤로 나누는 방향

⑭ 근위(몸쪽, proximal)
상지 및 하지에서 흔히 사용되는 용어, 몸통에 가까운 쪽 의미

⑮ 원위(먼쪽, distal)
근위와 반대되는 말로 몸통에서 먼쪽 의미

⑯ 표층(superficial)
인체의 안쪽에서 볼 때 인체의 표면에 가까운 쪽을 의미, 가끔 외부(바깥, external)와 혼용

⑰ 심층(deep)
인체의 표면에서 볼 대 인체의 안쪽에 가까운 쪽 의미

⑱ 복측(배쪽, ventral)
인체를 선 자세에서 볼 때 전방(앞쪽, anterior)의미

⑲ 배측(등쪽, dorsal)
인체를 선 자세에서 볼 대 후방(posterior)의미

⑳ 해부학적 자세
눈은 전방 15°를 향하고, 팔은 몸통에 붙여 내리고 손바닥이 전방을 향하며, 발은 붙이고 똑바로 선 자세

2) 인체의 면

① 정중면(median plane), 정중시상면(mid-sagittal plane) : 좌우로 구분하는 면
② 관상면(coronal plane, frontal plane) : 전후로 구분하는 면
③ 수평면(horizontal plane, trasverse or cross plane) : 상하로 구분하는 면

3) 인체의 운동

① 굴곡(flexion)
관절부분에서 주로 일어나는 운동, 관절의 각도가 작아지는 운동

② 신전(extension)
굴곡의 반대 개념, 즉 관절의 각도가 커지는 운동

③ 내전(adduction)
인체의 정중면 쪽으로 가까이 이동하는 운동 의미, 손가락의 경우 가운데 손가락을 중심으로, 발가락은 둘째 발가락을 향해 움직이는 운동

④ 외전(abduction)
인체의 정중면에서 멀어지는 운동

⑤ 회전(rotation)
인체의 장축을 중심으로 좌우로 돌리는 운동

⑥ 회내(pronation)
전완에서 일어나는 운동, 해부학적 자세에서 손바닥을 뒤로 돌리는 운동

⑦ 회외(supination)
손바닥이 뒤를 향한 상태에서 다시 해부학적 자세로 손바닥이 앞을 향하도록 회전 시키는 운동

⑧ 회선(circumduction)
근위부가 고정된 상태에서 원위부를 원이 되게 둥글게 돌리는 운동, 굴곡→외→신전→내전→내전→굴곡운동이 연속적으로 일어나는 운동

⑨ 내반(inversion)
발목을 내측 상방으로 굽히는 운동, 제가차기 할 때의 모습 연상

⑩ 외반(eversion)
내번의 반대로 발목을 위측 상방으로 굽히는 운동

건강관리를 위한 해부생리학적 기초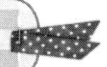

2 세포와 조직

세포는 핵과 세포질로 이루어져 있으며 핵에는 염색체가 있고, 염색체에는 유전자가 들어있다. 유전자는 사람의 특징을 결정하는데 예를 들어 사람마다 얼굴이 다른 것은 유전자가 다르기 때문이다. 비슷한 세포끼리 모여 있는 것을 조직이라고 하며, 조직은 크게 상피조직, 결합조직, 근육조직, 신경조직으로 나눌 수 있으며 이러한 네 가지 조직은 적당히 섞여서 기관을 이룬다.

1) 세포의 형태

구조의 활동단위는 세포이며, 인체를 구성하고 있는 내장기관은 모두 이 세

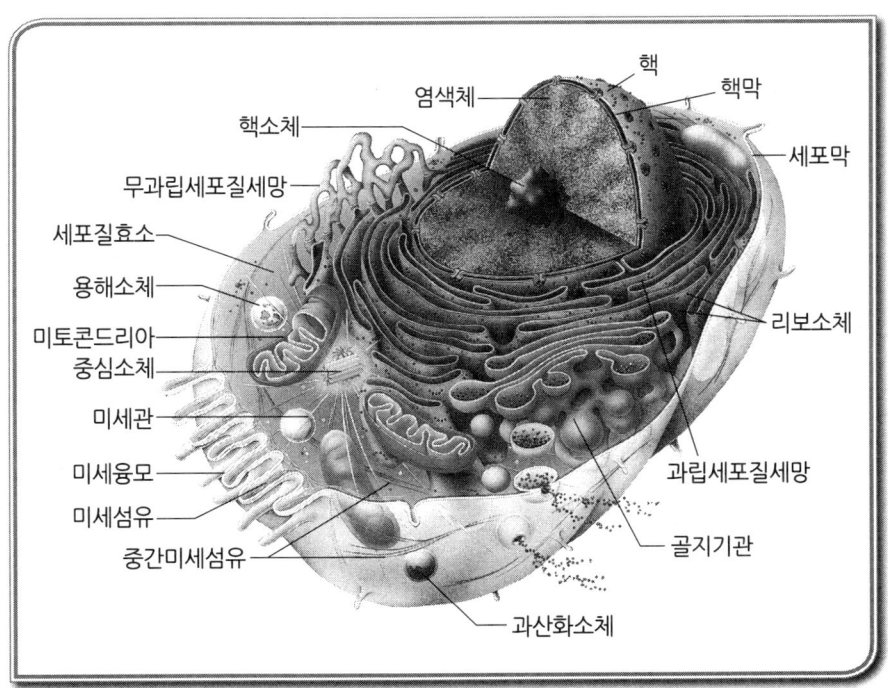

그림 5-2 세포(cell)

포로 이루어져 있기 때문에 세포는 인체구조의 단위이기도 하다. 인체의 구성에 참가하는 세포의 크기는 평균해서 10~30μm인데, 가장 작은 것은 혈액 속에 있는 림프구로서 지름이 5μm, 큰세포는 난자로서 200μm이다. 신경세포의 경우는 그 돌기(突起:신경섬유)가 1m에 이르는 것도 있다. 세포의 형태도 여러 가지이며, 체내에서는 먼저 비슷한 형태와 기능을 가진 세포가 모여 조직을 만든다.

2) 조직의 형태

(1) 상피조직

상피조직은 세포들이 단단하게 밀착된 것이 특징이며, 단층 또는 다층으로 기저막상에 위치한다. 상피조직은 체표면, 속이 빈 기관이나 체강내면을 덮고 있다.

(2) 결합조직

결합조직은 형태와 기능이 다양하며, 생명력이 없는 기질내에 세포들이 산재해 있다. 결합조직은 체내에 가장 널리 많이 존재하며, 각 기관의 사이나 기관 본래의 조직(실질) 속에 파고들어 세포연결의 구실을 한다. 골조직·연골조직·혈액 등도 이 결합조직에 속한다.

(3) 신경조직

신경조직은 뉴런과 여러 형태의 신경교세포들로 구성되었다. 뉴런은 신경전달물질로 부터 정보를 받아들이는 수상돌기와 자극을 다른 세포로 전달하는 긴 축삭으로 이루어져 있다. 어떤 뉴런은 신경교세포의 일종인 슈반세포에서 발생된 수초로 덮여있다. 이러한 수초는 절연체 역할을 하며 정보전달을 촉진한다.

(4) 근육조직

다핵성이며 긴 세포로 된 골격근(skeletal muscle)은 액틴과 미오신이 규칙적으로 배열되었기 때문에 현미경으로 관찰해 볼 때 줄무늬를 갖는 긴 사상구조로 보인다. 이들은 의지대로 움직일 수 있는 수의근이다. 심장을 이루고 있는 심근(cardiac muscle)은 골격근과 같이 긴 사상 구조이지만 핵은 1개를 갖는다. 줄 무늬로 보이지 않는 평활근(smooth muscle)은 불수의근으로서 천천히 규칙적으로 수축된다. 평활근은 소화관을 주기적으로 파동을 일으켜서 음식물이 이동되게 한다.

3 골격계

사람은 뼈가 있기 때문에 몸에 생김새를 유지하고 몸을 제대로 움직일 수 있으며 중요한 기관을 보호할 수 있다. 몸에는 206개의 뼈가 있는데 80개는 머리와 몸통에 있으며, 64개는 팔에 있으며 62개는 다리에 있다. 이중에서 머리뼈는 뇌를 보호해야 하기 때문에 움직이지 않으며, 척추뼈는 경추, 흉추, 요추, 천골, 미골로 이루어져 있으며 척수를 보호한다. 늑골은 척추와 흉골을 이으며, 사람이 기어 다니다가 서서 다니면서부터 팔뼈는 정교한 운동을 하기 좋게 바뀌었고 다리뼈는 온몸을 지탱하기 좋게 바뀌었다.

뼈와 뼈가 만나는 곳을 관절이라고 하고 관절은 섬유관절, 연골관절, 윤활관절로 나뉠 수 있다. 섬유관절은 뼈 사이에 섬유조직이 있어서 움직이지 않는 관절이고 연골관절은 뼈 사이에 연골이 있어서 조금 움직이는 관절이며, 윤활관절은 뼈 사이에 윤활액이 있어서 잘 움직이는 관절이다. 윤활관절 주변에 있는 인대는 관절이 지나치게 움직이지 못하게 제한하며, 만약 관절이 지나치게 움직이면 인대가 늘어나고 탈구 된다. 이러한 윤활관절의 운동은 인대와 관절면의 생김새에 따라 결정된다.

1) 뼈의 구조와 기능

(1) 뼈의 구조

인체에는 206개의 뼈가 있어 이들이 일정한 배열을 하여 인체의 기본적인 고형 구조를 이루고 있는데, 이를 골격(skeleton)이라 한다.

골격은 뼈(bone), 연골(cartilage) 및 인대(ligament) 등으로 구성되며, 이들 뼈 및 연골은 관절(joint)이라는 형태로 서로 연결되어 있고, 인대가 이들 관절을 보강하고 있으므로 골격의 일정한 구성을 지탱하여 준다.

한편, 우리 몸을 구성하는 골격은 머리(22개), 척추(26개), 가슴우리(25개), 팔(64개), 다리(62개) 및 기타(7개)로 구분되며, 총 206개의 뼈로 구성되어 있고, 각각의 뼈는 골막과 골질, 골수 등으로 구성되어 있다.

(2) 지지 작용(support)

뼈는 신체의 모든 장기를 지지하고 부착시키는 단단한 틀이며, 예로 다리의 뼈로 서 있을 때 몸통을 지지하는 기둥 역할을 하고, 늑골은 흉벽을 지지하는 작용을 한다.

(3) 보호 작용(pretoction)

골격계 내 주요 기관들은 둘러싸는 보호 역할로 두개골 안에는 뇌, 척추는 척수를 둘러싸고, 늑골은 흉부의 주요 장기들을 보호하는 작용을 한다.

(4) 운동 작용(movement)

많은 근육들이 골격에 부착하고 뼈들은 가동관절을 형성하여 인체가 운동을 할 수 있도록 돕는 작용을 한다.

(5) 저장 작용(reservation)

뼈의 내강에는 지방이 저장되어 있고, 기질은 칼슘, 인, 칼륨, 나트륨, 황, 마그네슘, 구리 등의 저장고가 된다. 저장된 무기질은 이온 형태로 변환된 후, 혈류로 방출되어 신체의 각 부분에 필요로 하는 양을 나누어준다. 실제로 뼈 기질에서는 무기질이 침착되거나 빠져나오는 일이 끊임없이 일어나고 있다.

(6) 조혈 작용(hemopoiesis)

출생 후 골수에서는 조혈 작용을 하여 형성된 세포들을 골수 혈관을 따라 혈류 속으로 방출하는 작용을 한다.

2) 관절

뼈의 연결형태에는 봉합, 연골결합, 관절의 세 가지가 있다. 봉합은 뼈 사이가 톱니와 같이 결합·밀착되어 전혀 움직이지 않는 뼈의 결합으로, 머리뼈(두개골)의 결합상태를 말한다. 연골결합은 복장뼈(흉골)와 갈비뼈(늑골)가 그 사이에 있는 갈비연골(늑연골)에 의해 결합된 것처럼 연골에 의해 결합된 경우이다. 관절은 뼈와 뼈 사이에 관절강이 있어 운동을 할 수 있는 구조이며, 팔다리가 이에 해당한다.

(1) 관절의 구조

관절(joint)을 형성하는 두 개의 뼈끝(epiphysis)은 보통 한쪽이 볼록(凸)하고 다른 쪽은 오목(凹)한데, 볼록한 것을 관절두(joint caput)라 하고 오목한 것을 관절오목(관절와, joint fossa)라 한다. 이들 뼈끝은 관절연골로 덮여있어 매끈하기 때문에 운동이 자유로워져 충돌하지 않는다. 더욱이 이들 두 뼈끝은 관절주머니(관절낭)로 싸여 있어 두 뼈끝과 관절주머니에 의해 관절강이 형성되는데, 관절강 속에 윤활액(활액)이 가득 차 있어 뼈끝이 서로 충돌하지 않게 떨어져 있고, 관절면의 마찰은 윤활액에 의해 상당히 감소된다. 관절의 바깥쪽에는 강한 결합조직으로 이루어진 인대가 양쪽 뼈에 붙어 관절을 보호하고, 관절의 과도한 신전을 방지하는 역할을 한다.

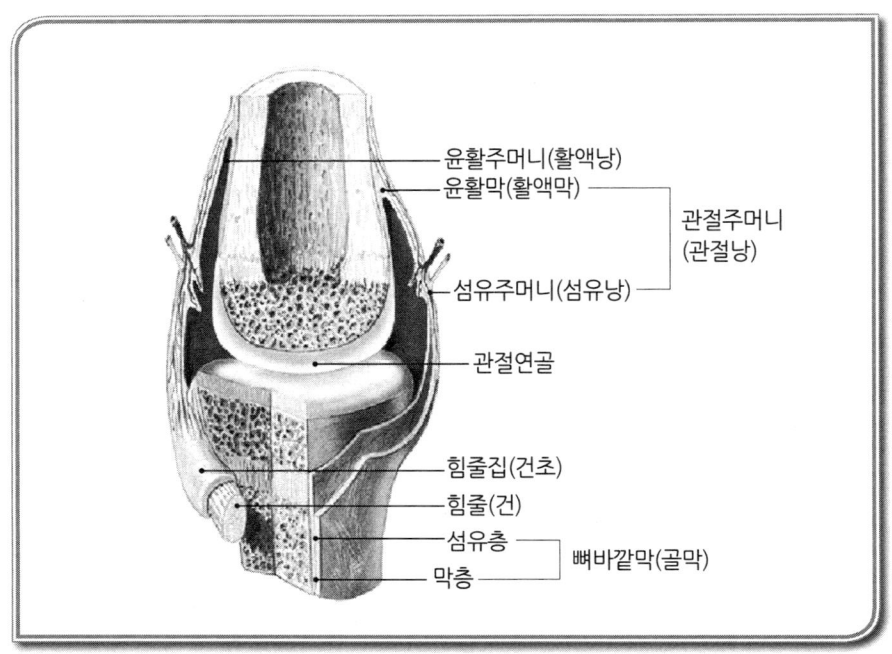

그림 5-3 관절의 구조

(2) 관절의 손상

관절에 주로 발생하는 손상은 탈구, 염좌(접질림), 관절염 등이 있다.

탈구(dislocation)란 관절에 외력이 가해짐으로써 관절을 구성하는 뼈의 위치가 정상과는 달라지는 것을 말하는데, 이때는 곧 관절두와 관절오목(관절와)을 정상 위치로 환원시켜 주어야 한다.

접질림(sprain)이란 관절운동이 너무 급격히 이루어지거나 외력에 의하여 이상 방향으로 이루어질 때 관절에 있는 힘줄(건, tendon)이나 인대(ligament)가 일부 절단되거나 늘어나 부어오르고 심한 통증이 생기는 것을 말한다.

관절염(arthritis)은 관절에 염증, 부종, 통증 등이 있는 상태이다. 관절염에는 여러 형태가 있으나 그 중에서도 류머티스관절염과 골관절염이 많다.

류머티스관절염(rheumatoid athritis)은 자가면역성 질환으로, 자유로운 운동 관절의 윤활막에 염증이 발생하고 점점 두터워져 판누스(pannus, 혈관의 증

건강관리를 위한 해부생리학적 기초

식)를 형성하는데, 통증이 가장 심하고 관절을 불구로 만들기 쉽다. 골관절염(osteoathritis)은 관절이 퇴화하는 질병으로, 가장 흔한 관절염이다. 노화에 의해 발생하며, 60세 이상의 노인들에게 많다.

3) 골격계의 운동 효과

(1) 뼈의 성장

규칙적으로 운동을 하면 뼈에 적당한 자극을 주게 되어 뼈가 튼튼하게 빨리 자란다. 이는 운동이 뼈의 주요 구성 성분인 단백질과 칼슘의 공급을 활발히 하여 뼈의 성장을 도와주기 때문이다. 뿐만 아니라, 운동을 하지 않고 오랫동안 누워 있으면 뼈 속의 칼슘이 분해되어 소변으로 배설되기 때문에 뼈가 약해진다.

강도가 약한 운동은 뼈에 자극을 주지 않기 때문에 뼈의 성장에 도움이 되지 않고, 반대로 너무 무리한 운동은 오히려 뼈의 발달에 장애가 된다. 따라서 운동을 하여 튼튼한 몸을 만들기 위해서는 자신의 건강과 체력 수준에 적합한 운동을 해야 한다.

특히, 골밀도가 낮아져 골다공증이 우려되는 사람은 칼슘이 풍부한 음식을 섭취하는 동시에 저항성 운동을 꾸준히 실시해야 한다. 그러면 골밀도가 증가하여 정상적인 칼슘 균형을 찾을 수 있다. 운동을 통해 골밀도를 높이기 위해서는 걷기, 조깅 등 유산소성 운동을 자신의 최대운동능력의 60~75%, 1회 20~30분 이상, 주당 3~5회 정도 실시해야 한다. 또한 덤벨이나 바벨과 같은 웨이트 기구를 이용한 저항성 운동을 함께 병행하여 뼈에 자극을 주어야 한다. 운동의 강도는 자신의 최대 근력의 60~80% 정도가 바람직하다.

(2) 관절기능의 발달

적절한 운동은 관절 안쪽에 있는 연골을 두껍게 하고 관절을 잇는 인대를 튼튼하게 하여 그 기능을 향상시켜 주며, 관절 주변의 인대나 근육조직을 강화시켜 탈골을 예방한다. 관절의 연골에는 혈관이 통하지 않아 영양을 공급할 수 없다. 그러나 관절운동을 하면 윤활액이 많이 흘러나와 관절의 연골에 충분한 영양을 공급할 수 있게 된다. 연골이 두꺼워지면 뼈끼리의 충격을 완화시키게 된다.

관절은 인대나 힘줄(건)로 연결되어 있어 인대가 튼튼해지면 관절의 가동성을 크게 하여 유연성을 높인다. 지나친 운동은 연골과 주변 조직에 나쁜 영향을 줄 수도 있다.

4) 뼈의 명칭(그림 5-4 참조)

4 근육계

근육은 마음대로 수축 할 수 있는 수의근인 골격근과 마음대로 수축할 수 없는 불수의근인 민무늬 근육, 심장근육으로 나눌 수 있다. 골격근은 두 뼈에 붙어있기 때문에 수축하면 관절이 움직이며, 대개의 경우 원하는 운동을 하기 위해서는 여러 골격근이 동시에 수축해야 한다. 얼굴 근육은 뼈에 붙어있지 않고 피부에 붙어있기 때문에 얼굴 근육이 수축하면 표정을 지을 수 있다. 근육이 굵으면(백근) 빨리 달릴 때 유리하고, 심장혈관 계통과 호흡계통이 튼튼하면(적근) 오래 달릴 때 유리하며 신경자극에 의해 수축과 이완을 할 수 있는 특수한 성질을 가진 구조물로서 인체의 여러 곳에서 볼 수 있다. 근육은 골격에 부착되어 있거나 내장의 각종 장기를 구성하는 탄력성과 유연성이 있는 조직이다. 근육의 기능은 신체의 운동과 이동, 심장의 박동, 혈관의 수축과 확장, 음식물의 이동, 근육의 수축 시 체열을 생산하고, 몸의 자세를 유지하는 작용을 한다. 또한 근육은 수축성과 탄성, 흥분성, 전도성 등의 생리적 특성을 가지고 있다. 인체의 운동은 근육이 수축하는 힘에 의해서 이루어진다. 근육은

05 건강관리를 위한 해부생리학적 기초

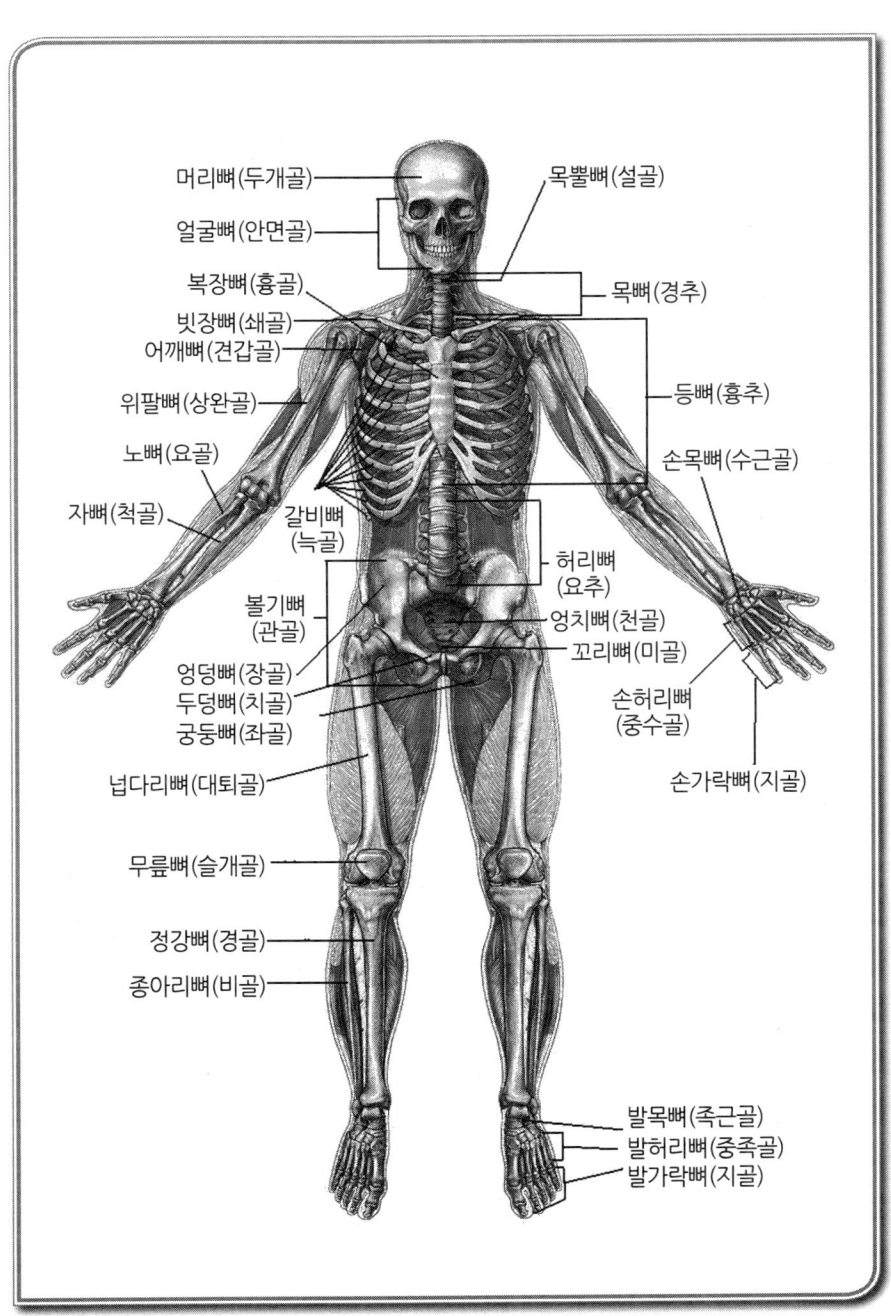

그림 5-4 뼈의 명칭

화학적 에너지를 직접 기계적 에너지와 열로 전환시킬 수 있는 기계, 즉 에너지 형태를 바꿀 수 있는 일종의 에너지 변화기(energy converter)라고 할 수 있다. 근세포에 자극이 전달되면 근세포에서는 화학적 변화가 일어나 수축운동을 수행하게 된다.

1) 근육의 기능과 분류

보통 살이나 근육을 골격근을 말한다. 골격근은 가로무늬근으로 빨리 수축할 수 있다. 대부분의 골격근은 관절 부위에서 2개 이상의 뼈에 걸쳐서 붙어 있고 뼈와 더불어 여러 곳에서 신경과 혈관 및 여러 가지 내장을 보호하며, 수축, 이완하여 자세나 체위를 유지하며, 체열을 발생시킨다. 섭취한 음식물 속 영양소의 연소가 주로 골격근 섬유에서 일어나고, 여러 가지 물질을 저장한다. 인체의 근육에는 내장근, 심장근, 골격근의 세 가지 유형이 있다. 이들 근육은 형태적으로는 가로무늬근육(횡문근)과 민무늬근육(평활근)으로 나뉘고, 기능적으로는 수의근과 불수의근으로 분류된다.

(1) 내장근

인체 내의 거의 모든 내장기관을 이루고 있는 근육조직으로 자율신경의 지배를 받는 불수의근(involuntary muscle)이며, 조직의 형태면에서 보면 민무늬근(평활근)으로 구성되어 있다. 내장근의 근육세포는 끝이 가늘고 뽀족하며, 여러 개가 모여 얇은 막 모양의 근육판을 이루고 있다. 그러나 내장근의 근형질은 무구조의 동질성이어서 골격근에 나타나는 가로무늬가 나타나지 않으며, 소화기, 호흡기, 비뇨생식기와 순환기의 벽을 이루고 있는 내장근은 민무늬근으로 느리게 수축하지만 쉽게 피로하지는 않는다. 내장근은 뼈와는 관계없이 자루 모양의 내장에 분포되어 있기 때문에, 이 근육이 수축함으로써 그 안의 내용물이 밀려 나간다.

건강관리를 위한 해부생리학적 기초 05

(2) 심장근육

심장근육은 형태상으로는 가로무늬를 가지고 있으나 지배신경으로 볼 때는 자율신경의 지배를 받는 완전한 불수의근이다. 따라서 심장근육도 골격근에서 나타나는 밝은 띠와 어두운 띠가 교대로 배열되어 가로무늬 형태가 나타나는 가로무늬근(횡문근)이지만, 골격근과 같이 뚜렷하지는 않다. 심장근육은 인체 내에서 유일하게 심장에만 나타나며, 분당 60~80회의 리드미컬한 수축과 이완을 되풀이하고 있으며 일생 동안 잠시도 쉬지 않고 작용하며 심장을 수축시키거나 이완시켜 혈액을 내보내거나 받아들이는 작용을 한다.

(3) 골격근

골격근은 근육섬유에 가로무늬가 나타나므로 가로무늬근(횡문근)으로 분류한다. 골격근은 골격에 부착되어 몸을 지탱할 뿐만 아니라 수의적 운동을 할 수 있도록 해준다. 일반적으로 거의 모든 골격근은 어느 한 쪽 또는 양쪽 끝이 골격에 부착된 수의근(voluntary muscle)으로 운동기능에 관여하고 있으며, 근육원섬유가 밝은띠와 어두운띠가 번갈아 배열되어 가로무늬를 나타내고 있다. 인체에는 크고 작은 약 400여개의 골격근이 있으며 체중의 약 50%를 차지하고 있다.

대표적인 골격근은 큰가슴근(대흉근)과 작은가슴근(소흉근), 등세모근(승모근), 어깨세모근(삼각근), 위팔두갈래근(상완이두근)과 세갈래근(삼두근), 배근육(복근), 넙다리근(대퇴근), 햄스트링(hamstring), 장딴지근(비복근)이 있다. 큰가슴근(대흉근)과 작은가슴근(소흉근)의 운동기능은 일부 위팔의 움직임과 호흡운동에 관여한다. 등세모근의 운동기능은 어깨의 상향운동을 한다. 어깨세모근(삼각근)의 운동기능은 위팔을 체강으로부터 멀리하는 작용을 하여 팔을 수평으로 들어올릴 수 있게 한다. 위팔두갈래근(상완이두근)과 세갈래근(삼두근)의 운동기능은 한쪽이 수축될 때 다른 쪽은 이완됨으로써 앞팔을 굽히고 편다. 배근육(복근)의 운동기능은 상체를 앞쪽으로 기울이는 운동에 관여한다. 넙다리근(대퇴근)의 운동기능은 무릎을 펴는 작용을 하여 발차기동작이 가능하게 만든다. 햄스트링(hamstring)의 운동기능은 발을 뒤로 굽히는 동작에 관여한다. 장딴지근(비복근)의 운동기능은 발을 발바닥쪽으로 굽히는 동작, 즉 뒤꿈치를 드는 동작에 관여한다.

(4) 힘줄(건)의 기능

힘줄은 근육을 뼈에 부착시키는 구실을 하고 있는 결합 조직이다. 힘줄의 굵기, 길이, 형태는 근육의 종류에 따라 다르며, 운동을 한다고 굵어지거나 늘어나는 경우는 없다.

(5) 괄약근의 기능

항문, 요도 등을 에워싸고 배출을 조절하는 둥근 근육이다. 민무늬근, 가로무늬근 또는 수의근, 불수의근에 관계없이 인체의 특징 부분을 열고 닫는 일을 한다. 동공의 수축에 관계하는 동공괄약근, 음식물을 위 속에 저장하는 유문괄약근, 항문을 항상 오므리고 있는 내항문 괄약근, 외항문 괄약근, 얼굴의 안륜근, 구륜근 등이 있다.

2) 골격근의 구조

골격근(skeletal muscle)을 이루는 근육세포는 가늘고 길기 때문에 일반적으로 근육섬유(muscle fiber)라고 부른다. 골격근은 인체에서 체중의 약 40~50%를 차지하며, 근육의 기본단위인 근육섬유와 이를 결합하는 결합조직으로 구성된다. 근육섬유는 다발을 이루고 있는데, 이러한 근육섬유의 다발을 근육섬유다발(근섬유속, fasciculus)이라 한다. 한편, 각각의 근육섬유를 둘러싸고, 이들 근육섬유를 함께 묶어 근육섬유다발을 이루게 만드는 결체조직을 근육섬유막(근내막, endomysium)이라고 하며, 여러 개의 근육섬유다발(근섬유속)은 다시 근육다발막(근외막, perimysium)에 의해 서로 연결되어 있다. 여러 개의 근육섬유다발을 함께 묶고 있는 근육다발막(근외막)의 바깥쪽은 다시 근육바

05 건강관리를 위한 해부생리학적 기초

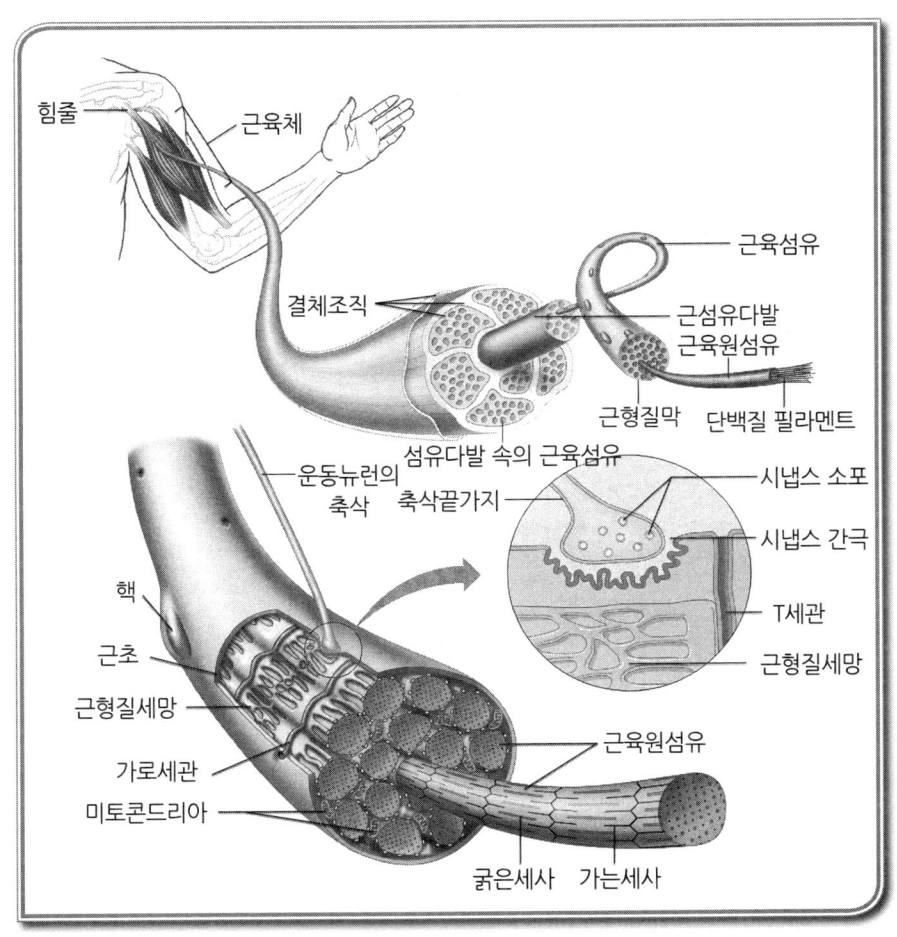

그림 5-5 골격근의 구조

깔막(근상막, epimysium)과 근막(fascia)이라는 결체조직으로 둘러싸여 있다. 근막(fascia)은 모든 근육섬유와 근육섬유다발을 함께 묶어서 근육(muscle)을 만드는 바깥쪽의 결체조직으로, 힘줄(건, tendon)로 이행하여 뼈에 부착된다.

힘줄(건)은 근육을 뼈(골막)에 부착시키는 결체조직이고, 인대는 뼈또는 연골 사이를 연결하는 섬유성 결체조직이다. 수분을 제외한 힘줄(건)의 총질량 중 약 70%는 아교질(collagen)이라는 단백질로 되어 있다.

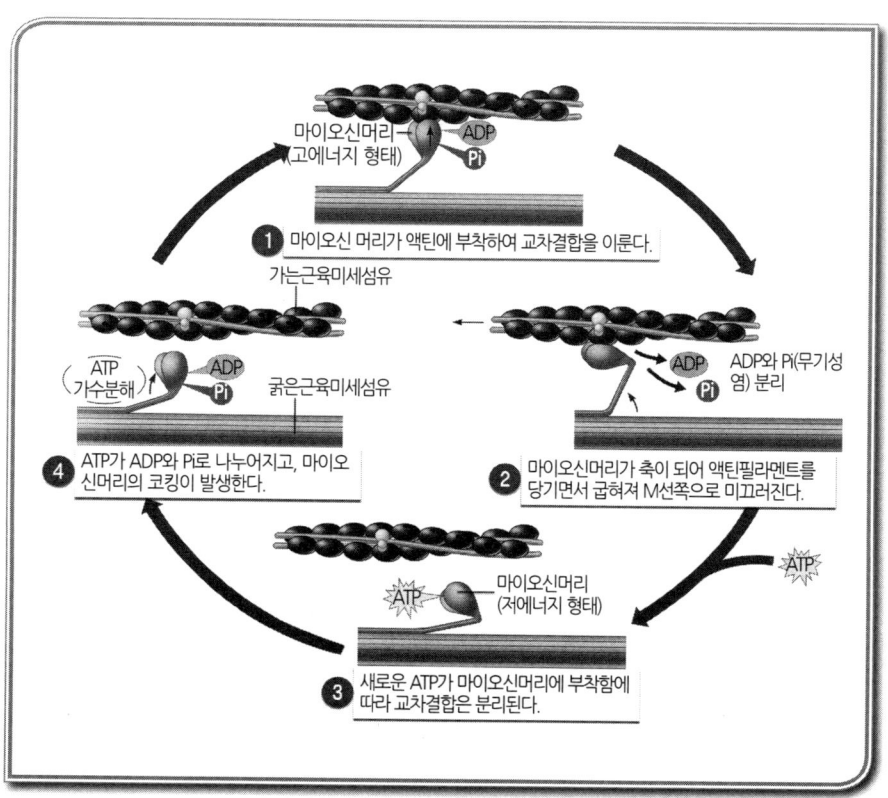

그림 5-6 근세사 활주설에 따른 근수축과정

3) 근수축의 과정

생체 내에서 근육의 수축은 운동신경의 흥분에 의해 촉발된다. 운동신경의 흥분이 신경근의 접합부를 자극하여 근육세포막의 흥분을 일으키고, 근육 전체에 전도된다. 근육의 수축은 흥분이라는 전기적 현상에 의해 일어나지만, 현상적으로는 가는근육미세섬유(actin filament)가 양쪽으로부터 굵은근육미세섬유(myosin filament) 사이로 미끄러져 들어가기 때문에 일어나는 것이다. 이처럼 근육의 수축과정을 가는근육섬유의 활주에 의한 것으로 설명한 이론을 근활주설(sliding filament theory)이라고 한다.

표 5-1 근섬유의 유형과 특성

특 성	지근섬유	속근섬유
수축속도	느림	빠름
피로에 대한 내성	강함	약함
모세혈관 밀도	많음	적음
사립체	많음	적음
마이오글로빈	많음	적음
크레아틴	적음	많음
글리코겐	적음	많음
ATP분해효소(myosin-ATPase)	적음	많음
근형질세망(Ca++저장)	빈약	발달됨
분포된 운동신경의 크기	가늘다	굵다
신경지배비(신경섬유 하나가 지배하는 근육섬유의 수)	크다	적다

4) 근육섬유의 형태와 운동

골격근섬유의 유형은 유전과 활동기능에 의해 결정된다. 직립자세로 유지하기 위해 장시간 수축하는 다리의 근육섬유는 점프를 하거나 100m 전력질주를 할 때 사용되는 근육섬유와는 다른 특성을 갖고 있다.

주로 전기적 자극에 대한 수축반응속도로 분류되며, 지근섬유와 속근섬유로 나뉘어진다. 속근섬유는 수축반응속도가 지근섬유에 비해 두 배 이상 빠르지만, 수축속도가 빠른 대신 지근섬유에 비해 쉽게 피로해진다. 지근섬유는 굵은 근육미세섬유의 함량이 높아 붉은 색을 띠고 있기 때문에 적근이라고도 하며, 속근섬유는 백근이라고 한다.

한편, 인체의 여러 근육은 부위에 따라 지근섬유와 속근섬유의 구성비가 다르다. 예를 들어, 종아리의 자세유지근육인 오금근(슬와근)은 거의 지근섬유로 구성되어 있는 반면, 눈을 깜박거리는 운동을 담당하는 섬모체근(모양체근)은 대부분 속근섬유이다.

5) 근수축의 종류와 특성

(1) 등척성 수축

등척성 수축(isometric contraction)은 근육섬유의 길이에는 변화없이, 즉 관절각의 변화없이 장력(힘)이 발생하는 운동을 말한다. 예를 들어, 양손으로 벽을 밀거나, 양손으로 무거운 상자를 운반하거나, 철봉에 턱을 걸고 매달린 상태를 유지하거나, 역기를 들어올린 상태를 유지하는 것 등은 등척성 수축을 하는 것이다. 등척성 수축을 정적 수축이라고도 한다.

(2) 등장성 수축

등장성 수축(isotonic contraction)은 근육에 가해지는 부하(저항)가 일정한 상태에서 근육의 길이는 짧아지는, 즉 관절각이 변화하면서 수축하는 운동을 말한다. 등장성은 '동일한 장력'을 의미하지만, 외부의 저항이 일정함을 의미하는 것으로 실제로 근육이 발휘하는 장력은 관절각에 따라 변화한다. 예를 들어 팔꿈치굽힘근, 즉 위팔두갈래근(상완이두근)이 일정한 무게의 덤벨을 들어올릴 때 170°의 각도에서는 115°의 각도에서보다 더 큰 장력을 발휘해야만 한다. 즉 관절각도에 따라 발휘되는 근육의 장력은 변화한다.

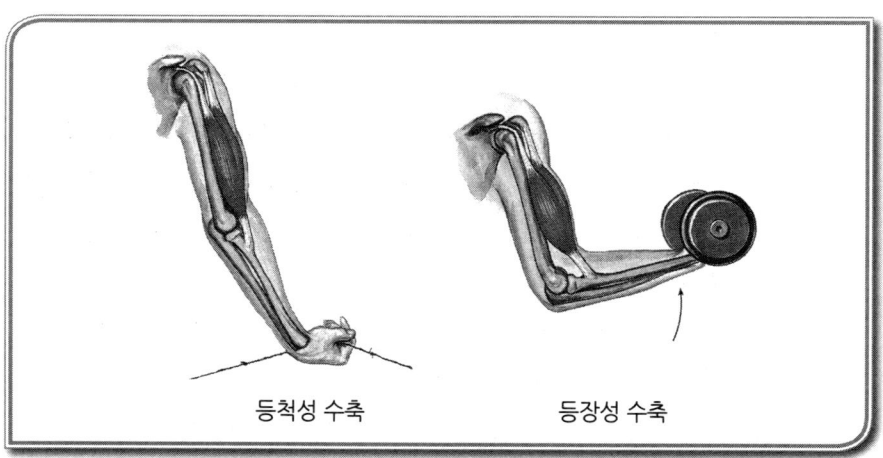

그림 5-7 등척성 수축과 등장성 수축

(3) 등속성 수축

등속성 수축(isokinetic contraction)은 관절각이 동일한 속도로 운동하는 수축을 말한다. 즉 등속성 수축 시에 관절각은 정해진 속도(60~300°/sec)로 변화한다. 등속성 수축은 등장성 수축과 함께 동적 수축에 포함된다.

등장성 수축에서는 관절각도에 따라 발휘되는 장력(힘)이 변화되기 때문에 움직임의 속도를 일정하게 조절하기 어렵다. 그러나 등속성 수축 시에는 특별히 고안된 장비(Nautilus, Cybex, Biodex 등)를 이용하여 움직임의 속도(각속도)가 일정하게 이루어진다. 따라서 훈련자가 가능한 한 최대의 속도로 동작을 시도할 때, 동작의 전범위에 걸쳐 근육이 발생하는 장력은 최대가 되지만, 움직임의 속도는 일정하게 이루어진다.

6) 근육계의 운동 효과

(1) 근단면적의 변화

근력훈련에 의해 근육의 단면적은 증가하게 된다. 근육의 단면적 증가는 근력의 증가를 수반한다. 왜냐하면, 근육 $1cm^3$당 발휘하는 생리적 힘은 4~6kg으로, 근육의 단면적이 증대하면 근육이 발휘하는 최대

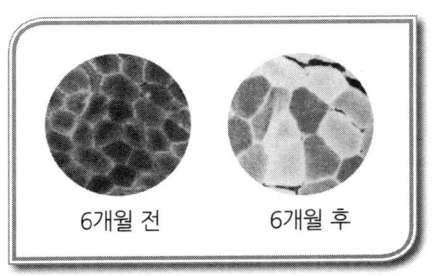

그림 5-8 트레이닝 전·후의 근육세포 변화

힘(근력) 역시 증가하기 때문이다. 훈련에 따른 근단면적의 증가는 각각의 근육섬유가 굵어지는 근비대(hypertrophy)와 근육섬유의 수가 증가하는 근비후(hyperplasia)에 의해 가능하다.

(2) 모세혈관 밀도의 증가

훈련, 특히 지구성 훈련은 골격근의 모세혈관 밀도를 증가시킨다. 모세혈관 밀도의 증가는 산소공급과 영양물질의 공급, 그리고 이산화탄소와 노폐물의 배

출에 기여한다. 근비대 현상은 모세혈관 밀도가 증가하는 것에 의해서도 일부 기인하는데, 운동선수의 모세혈관 밀도는 비단련자에 비해 20~50% 정도 높다.

(3) 마이오글로빈 함량의 증가

마이오글로빈(myoglobin)은 세포내 산소의 임시 저장소로서 역할을 하며 지구성 훈련은 마이오글로빈 함량의 증가를 초래한다. 마이오글로빈 함량의 증가는 유산소적 대사능력의 개선에 기여한다고 할 수 있다.

(4) 미토콘드리아 수와 크기의 증가

미토콘드리아(mitochondria)는 산소를 이용하여 글루코스나 지방산과 같은 에너지원을 분해시켜서 얻는 에너지로 ATP를 합성하는 장소이다. 지구성 훈련에 의한 미토콘드리아 수와 크기의 증가는 골격근의 유산소성 에너지 생성 능력의 개선에 가장 중요한 요인이 된다.

(5) 결체조직의 변화

훈련은 뼈에 부착되어 있는 인대와 건(힘줄)의 탄력성을 증대시킨다. 이는 근력의 증가와 함께 더 큰 강도의 스트레스를 견딜 수 있게 하여 부상 위험을 감소시켜 준다.

(6) 근육량과 골밀도의 증가

신체활동은 근육량과 근력을 증대시켜 골밀도의 증가를 초래한다. 신체구성이 골밀도에 영향을 미치는 중요한 요인이라고 지목되고 있는데, 그 중 제지방량(fat free mass : FFM)이 가장 중요한 요인인 것으로 밝혀지고 있다. 여러 연구들에서 특정 부위의 근력과 그 부위의 골밀도가 유의한 상관관계가 있는 것을 발견하였는데, 이러한 현상은 근력이 발휘될 때의 기계적 스트레스가 골격에 전해질 때, 이러한 스트레스는 전기적 자극으로 전환되어 조골세포의 활동을 자극하고 뼈로의 칼슘유입을 촉진하기 때문으로 생각된다.

05 건강관리를 위한 해부생리학적 기초

7) 근육의 명칭

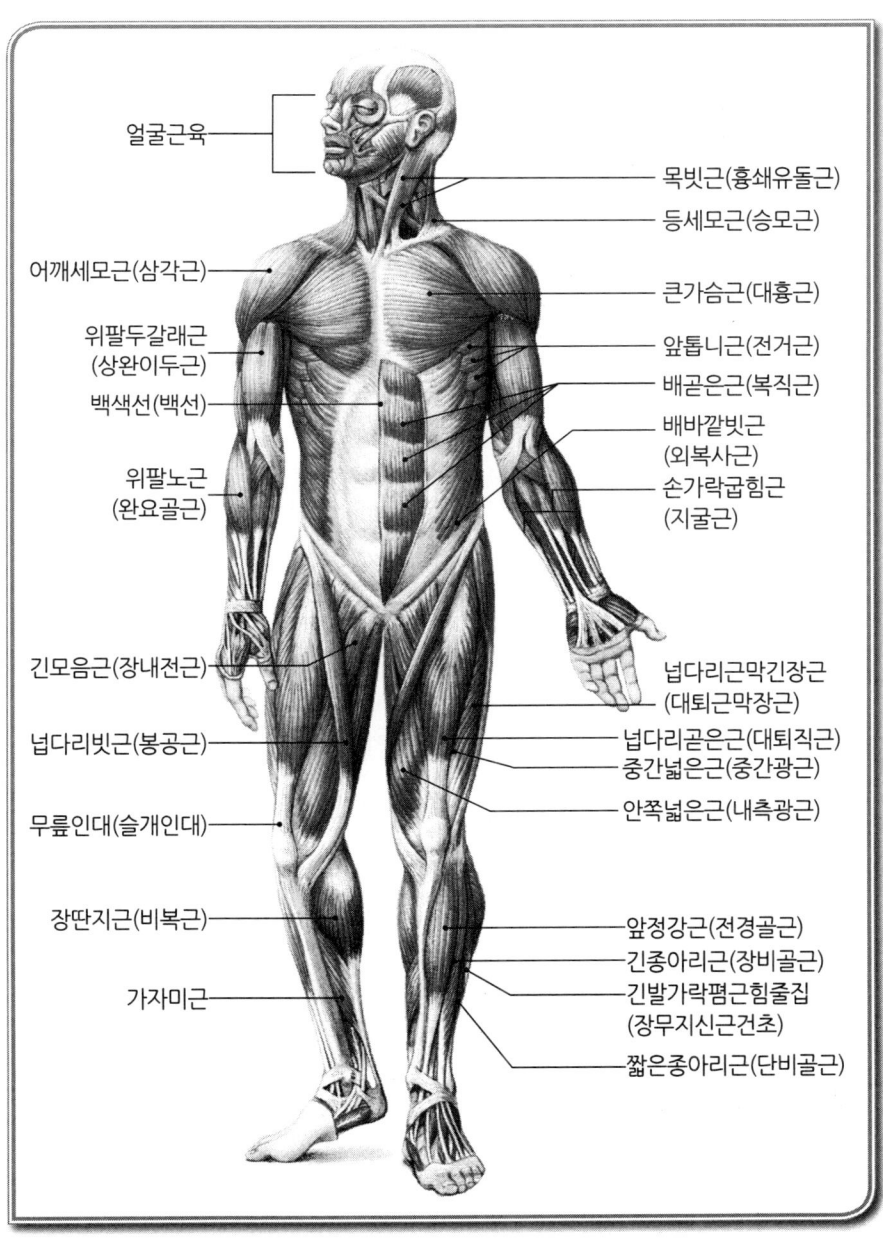

그림 5-9 인체의 근육(전면)

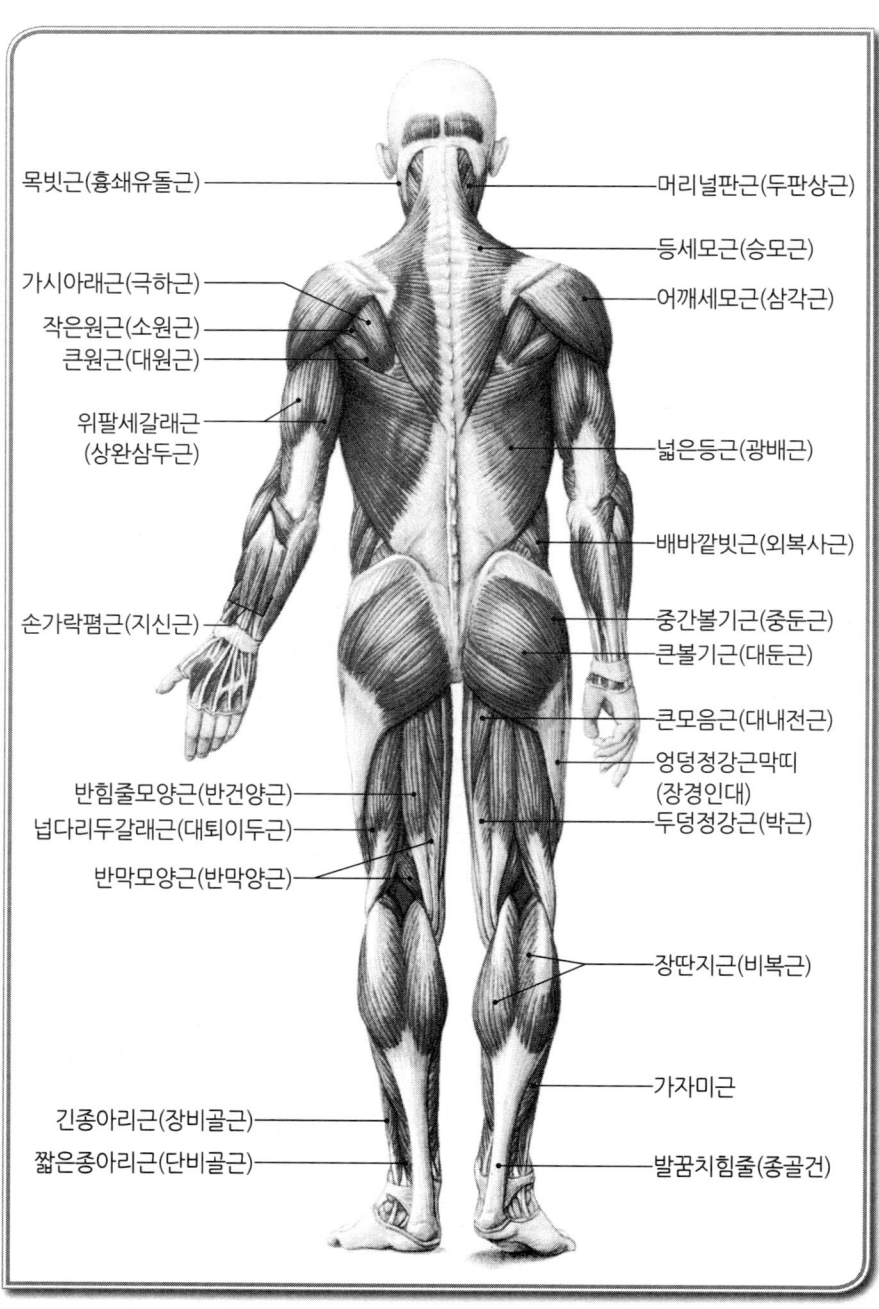

그림 5-10 인체의 근육(후면)

건강관리를 위한 해부생리학적 기초 **05**

5 소화계

　소화계통은 음식이 지나가는 소화관과 소화액을 분비하는 소화샘으로 이루어져 있다. 소화관은 입안, 인두, 식도, 위, 작은창자, 큰창자로 이루어져 있고, 소화샘은 침샘, 간, 이자로 이루어져 있다. 입안은 음식에 침을 섞고 씹는 일을 하며, 입안에 있던 음식은 인두, 식도를 거쳐서 위로 가고 음식에 산성액과 소화액을 섞는 일을 한다. 작은창자는 위에서 넘어온 음식에 간과 이자에서 나온 소화액을 섞은 다음에 영양물질을 흡수하며, 흡수한 영양물질은 간에서 저장되었다가 온몸으로 퍼진다. 큰창자는 소화흡수가 끝난 음식의 찌꺼기에서 수분을 빼낸 다음 항문을 통해서 내보내는 일을 한다.

1) 소화기관의 기능

① 음식물이 소화되어 배출되는 과정
　입 → 식도 → 위 → 십이지장 → 작은 창자 → 큰 창자 → 항문
② **입에서의 소화** : 음식물을 잘게 부수고, 침에 의해 녹말을 분해한다.
③ **식도** : 입과 위를 연결하는 부분으로 음식물을 위로 보낸다.
④ **위에서의 소화** : 위벽이 튼튼하고 안에 주름이 잡혀있다. 음식물이 위액과 섞여 죽같이 되면서 분해가 된다.
⑤ **십이지장에서의 분해** : 작은창자의 첫부분. 쓸개즙과 이자액이 십이지장에서 모여 음식물과 잘 섞인다.
⑥ **작은창자에서의 소화** : 창자액에 의해 음식물을 영양소로 분해해 흡수한다. 흡수된 영양소는 혈액에 섞여 온몸에 운반된다.
⑦ **큰창자가 하는 일** : 주로 물을 흡수하고 남은 찌꺼기는 항문을 통해 대변으로 배출된다.
　그 외 간은 - 쓸개즙을 만들고, 음식물의 소화 흡수 과정에서 생기는 독소를 제거한다.

이자 - 탄수화물, 지방, 단백질을 모두 분해시킬 수 있는 이자액을 내보낸다.
쓸개 - 간에서 만들어진 쓸개즙을 저장해 두었다가 십이지장으로 내보낸다.

2) 소화기관의 명칭

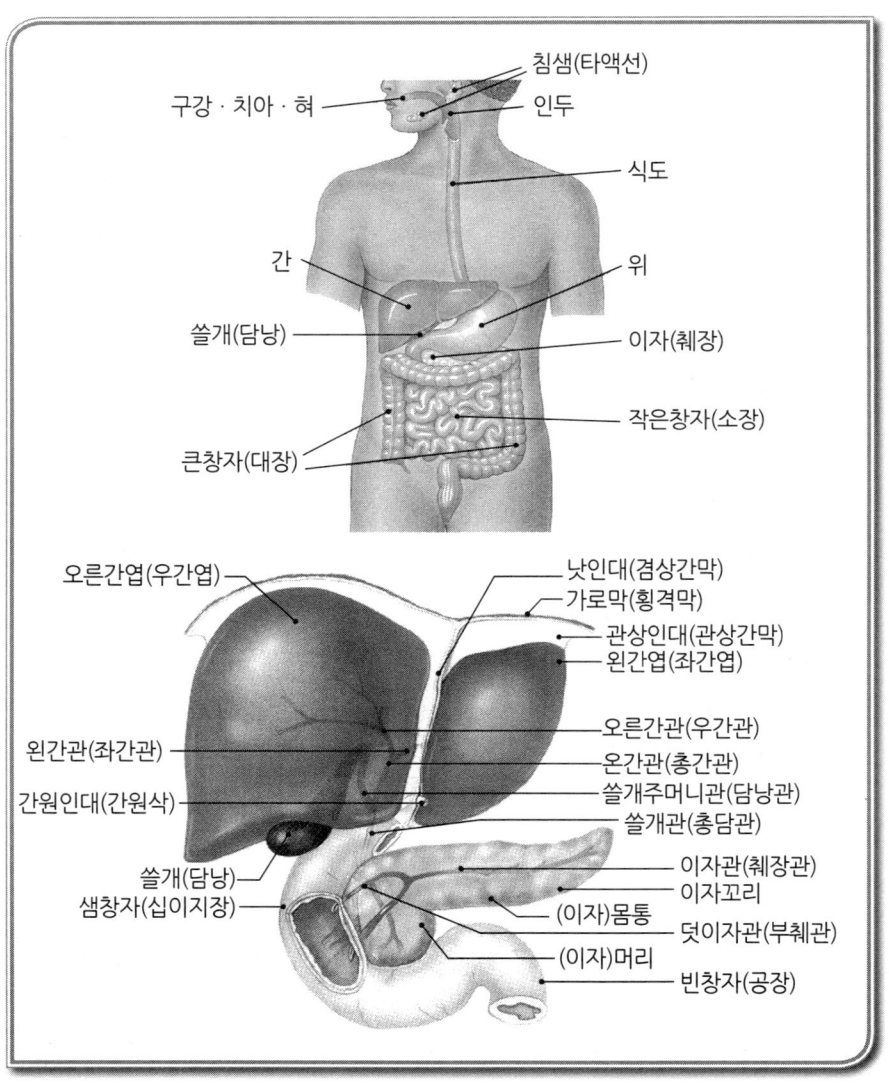

그림 5-11 소화기관

건강관리를 위한 해부생리학적 기초

6 호흡계와 순환계

1) 호흡계

호흡이란 세포의 신진대사에 필요한 산소의 공급작용과 대사산물인 이산화탄소의 배출작용을 하는 것이라 할 수 있다. 이러한 가스교환을 담당하고 있는 기관계를 호흡기계라 하는데, 가스의 중추 교환장소는 폐이다.

2) 호흡기의 구조와 기능

호흡기는 기도(air pathway), 폐포(허파꽈리, alveolus, 지름 약 0.25~0.50mm), 가슴우리(흉곽)로 구성되며 공기의 통로인 기도는 입 혹은 비강으로부터 시작되어 인두-후두-기관-기관지-세기관지 등 20회 이상의 분지를 거듭하여 폐포에 이른다. 분지 끝부분인 폐포관(alveolar duct)에는 직경 0.1~2mm 정도인 공

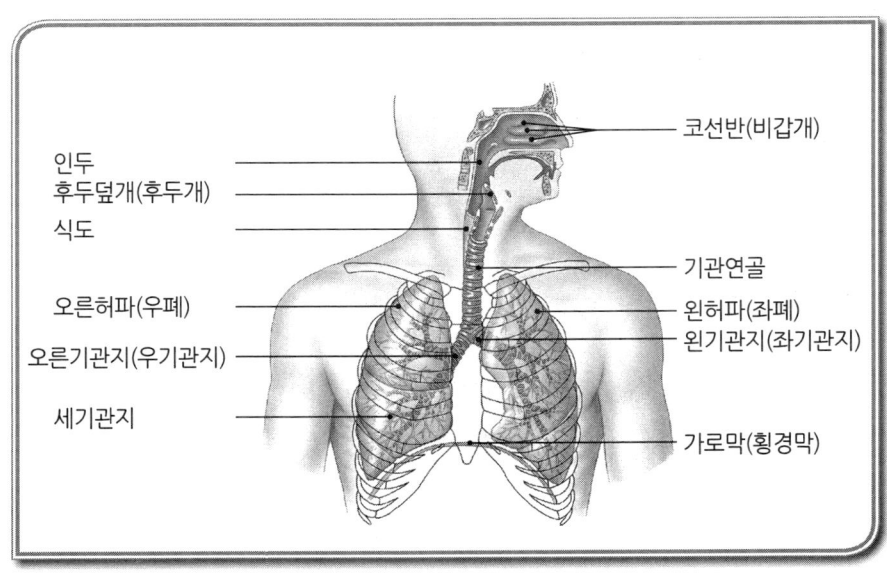

그림 5-12 호흡기계의 구조

기주머니, 즉 폐포가 마치 포도송이처럼 달려있다. 이들 폐포의 전체 표면적은 신체표면의 약 40배에 해당하는 70m^2이며 폐 내에서 폐포와 모세혈관 사이에 환기가 이루어지는데 폐 안에 있는 모세혈관망의 전체 넓이는 약 90~100m^2 정도로 테니스 코트(단식)의 절반에 해당하는 넓이이므로 효율적인 가스교환이 가능하게 되어 있다.

3) 가스교환의 원리

폐포와 모세혈관, 그리고 조직세포와 모세혈관 간의 가스교환은 확산(diffusion)이라는 물리적 과정을 통해 일어난다. 이러한 확산은 분압(partial pressure)의 차이에 의해 이루어진다. 분압이란 대기나 폐포 내에 존재하거나 혈액과 같은 액체 내에 존재하는 혼합가스 중 각각의 단일 가스가 갖는 압력을 나타내는 것으로 분압이 높은 경우에 그 가스분자는 분압이 낮은 경우보다 높은 운동성을 갖게 되기 때문에 분압이 높은 곳에서 낮은 곳으로 확산된다.

폐에서의 가스교환은 기관지의 끝부분인 폐포에서 일어난다. 적혈구 속의 헤모글로빈은 산소 농도가 높은 곳에서는 산소와 결합하고 낮은 곳에서는 산소를 방출한다. 또한 이산화탄소에 대해서도 똑같은 성질을 갖고 있다.

심장에서 나온 이산화탄소를 많이 포함한 혈액은 폐포 속의 풍부한 산소와 결합하며 동시에 이산화탄소를 방출한다. 폐포 속에는 산소가 충분히 들어 있다. 적혈구 속의 헤모글로빈이 이 산소를 끌어당겨 이산화탄소와 교환한다.

4) 호흡계의 운동 효과

(1) 폐활량의 증가

신체 운동은 많은 산소를 필요로 하므로 폐의 활동을 왕성하게 한다. 이러한 과정에서 폐의 용적은 확장되어 그 기능이 향상된다. 운동으로 단련된 사람은 폐활량이 커져서 보통 사람에 비하여 많은 공기를 들이 마실 수 있으며, 같은 양의 공기를 마셔도 보통 사람보다 산소를 흡수하는 능력도 우수하다.

(2) 호흡수의 감소

운동을 격렬하게 하면 호흡수는 증가되며, 1회의 호흡량도 늘어난다. 이는 폐의 기능이 활발해져서 호흡의 깊이가 깊어지기 때문이다. 폐의 용적은 운동을 계속하면 커지고, 환기량도 늘어나 호흡의 효율이 커진다. 뿐만 아니라 폐포의 수도 증가하여 1회 호흡량은 증가한다. 1회의 호흡량이 증가하면 당연히 호흡수는 줄어든다.

(3) 산소섭취율의 증가

전신운동의 효과는 호흡의 효율과 밀접한 관계가 있다. 즉 호흡의 효율은 산소섭취량과 환기량의 비로 산소섭취율이 하나의 지표가 된다.

산소섭취율(%) = 분당산소섭취량(mL)/분당환기량(L)

한 연구에 의하면 산소섭취율은 3주간의 훈련에 의해 개선되며, 최대효과는 7주 후에 얻어진다고 한다. 이 연구에서 분당환기량은 15~23.5% 감소하였고 산소섭취율은 12.0~18.5% 증가하였다. 그러나 운동을 중지하면 4주 후에 완전히 훈련 전 상태로 돌아갔다. 이 연구에 따르면 운동에 의해 폐의 환기기능이 더욱 효율적으로 향상된다는 것을 알 수 있다. 그러므로 훈련된 사람은 안정 시나 운동 중에도 보통 사람보다 환기를 경제적으로 하게 되며 운동을 할 때 환기량의 증가를 일으키지 않더라도 산소의 이용을 늘릴 수 있다.

(4) 호흡근육의 발달

호흡은 큰가슴근(대흉근), 작은가슴근(소흉근) 등의 호흡근육에 의해 일어나며, 호흡근육들은 뇌줄기(뇌간) 내에 위치한 호흡중추의 지배를 받는다. 그리고 호흡중추의 조절작용은 체내의 화학적 환경변화(CO_2와 H^+의 변화)에 반응한다. 그러므로 호흡을 멈추고 일정 시간이 지나면 호흡을 멈추고 있던 호

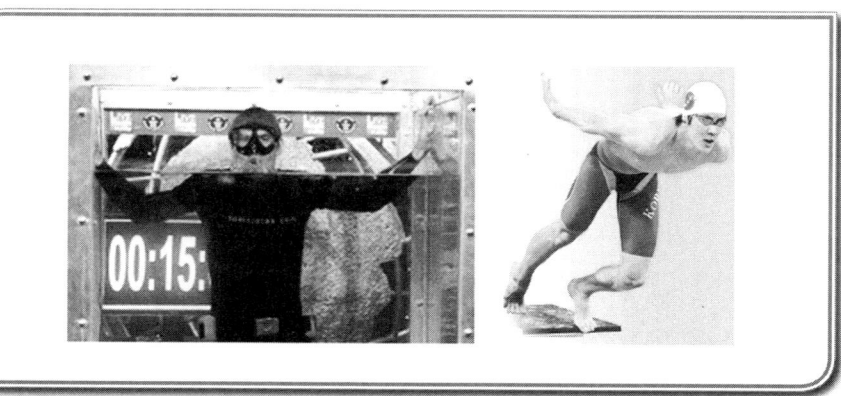

그림 5-13 톰 시에타스와 박태환 선수

흡근육들 내의 화학적 환경변화에 의해 호흡작용을 하도록 호흡근육이 움직이는 것이다. 결국 호흡중추의 명령만으로는 호흡근육을 계속 지배하지 못하여 호흡작용을 마음대로 조절할 수 없는 것이다. 운동이나 호흡을 멈추는 훈련에 의해 호흡작용을 조절하는 능력을 향상시킬 수 있다. 최근 독일 출신의 톰 시에타스는 미국의 TV쇼인 'Live with Regis & Kelly'에 출연하여 숨을 쉬지 않고 15분 2초 동안 버티는 데 성공했다. 그의 폐활량은 6.8L로 정상 성인남자의 2배에 가까운데, 우리나라 수영선수인 박태환 선수의 폐활량도 7L로 알려져 있다. 이들의 폐는 정상인의 것보다 20% 정도 큰 데다가 훈련에 의해 폐활량이 정상인의 2배로 커진 것이다.

이처럼 호흡능력이 정상인의 2배에 가까운 운동선수에 비해 정상인의 호흡능력이 낮은 이유는 혈액의 CO_2와 H^+ 농도를 재조정하지 못하기 때문에 폐에 환기를 증가시키라는 강한 신경적 명령에도 불구하고 호흡근육들이 쉽게 피로해져서 충분한 호흡을 못하기 때문이다.

5) 순환계

순환기계통은 심장을 중심으로 혈관계(동맥, 정맥, 모세혈관)와 림프계(림프관, 림프절, 지라/비장, 림프)가 있고 혈관을 흐르는 혈액은 적혈구, 백혈구, 림프구, 혈소판 및 혈장으로 이루어져 있다. 순환계 중 가장 중요한 기관은 심장으로, 심장은 생명의 중심부라 할 수 있다. 심장은 심방이라는 혈액수용펌프와 심실이라는 혈액압력펌프가 있어 혈액을 전신에 흐르게 하는 작용을 한다.

순환계의 주요 기능은 산소 및 영양물질의 공급, 세포의 노폐물 배설을 위한 운반, 혈액 내의 pH 완충, 내분비액의 운반, 병원체에 대한 방어, 체온조절 작용 등을 담당한다.

6) 순환계의 구조와 기능

(1) 심장의 구조

심장은 가슴우리(흉곽) 중앙에서 약 2/3 왼쪽에 위치하며, 보통 자신의 주먹만 한 크기이다(약 12cm, 무게 230~340g). 가로막(횡격막) 위인 좌우폐사이인 세로칸(종격, mediastinum) 안에 있고, 제3-6갈비연골(늑연골) 사이에 위치한다. 두개의 심방과 두개의 심실로 되어있으며, 심장벽은 심장속막(심내막), 심장근육층(심근층), 심장바깥막(심외막)의 세겹으로 되어있고, 오른심방(우심방)과 오른심실(우심실) 사이에는 삼첨판막(삼첨판, tricuspid valve), 왼심방(좌심방)과 왼심실(좌심실) 사이에는 이첨판막(이첨판, bicuspid valve) 또는 왼심방심실판막(승모판, mitral valve)이 있어 혈액의 역류를 방지한다.

심박출량(cardiac output)은 심장의 수축운동에 의해 1분 동안 박출되는 혈액량으로 안정 시 성인의 심박출량은 4~6L 정도이며 분당 박동횟수를 심박수라 한다. 성인의 경우 안정 시에 보통 60~80회 정도의 심박수가 유지되며 운동 시에는 약 200회까지 증가하기도 한다. 심박출량은 심박수와 1회 박출량에 의해 결정된다. 일반 성인 남녀의 경우 최대운동 시 심박출량은 거의 4배까지 증가한다. 잘 훈련된 남자 운동선수들은 최대 심박출량이 30L/분 수준까지 증가하는 경우가 많다.

(2) 동맥

동맥은 심장에서 말초혈관까지 연결된 모든 맥관을 가리키는 것으로, 대동맥과 폐동맥을 위시하여 모세혈관까지의 모든 혈관을 포함한다. 동맥은 대동맥, 동맥, 소동맥으로 구분한다. 심장으로부터 강한 압력에 의해 밀려나오는 혈액을 운반하므로 탄력성이 좋고 두꺼운 벽으로 되어있다. 특히 대동맥벽은 주로 탄력섬유로 되어있고 민무늬근육층(평활근층)은 비교적 적다.

(3) 정맥

정맥은 신체의 말초나 먼쪽부위(원위부)에서 모세혈관부터 심장으로 되돌아가는 혈관으로, 각 조직으로 오는 동맥과 병행하여 존재하는데, 안지름은 항상 정맥이 크다. 정맥은 동맥에 비해 4배나 많은 혈액을 수용한다. 온몸을 순환하여 이산화탄소와 노폐물을 포함한 혈액이 심장으로 가는 동안 거치는 혈관으로 체내 깊숙한 곳에서는 동맥과 평행하게 흐르며, 피하조직 속의 정맥은 동맥과 관계없이 단독으로 뻗어있다. 정맥 곳곳에 존재하는 정맥판은 혈액의 역

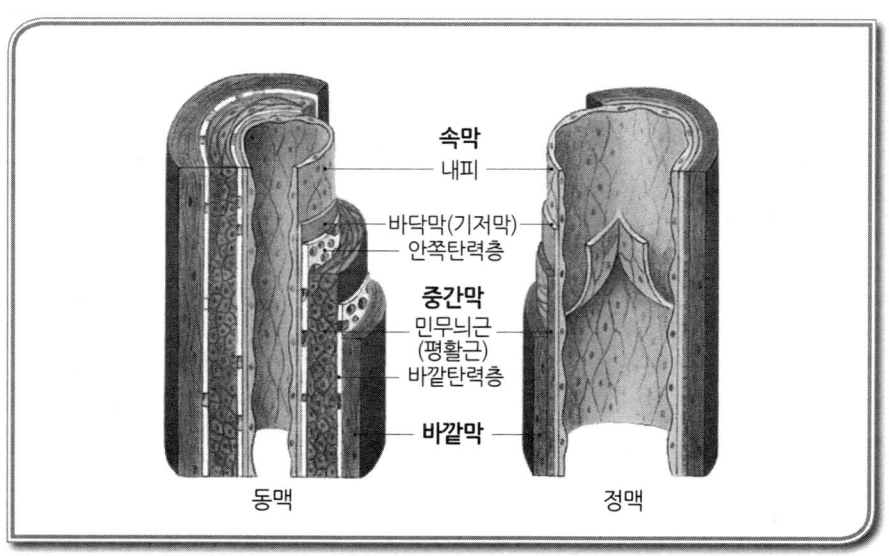

그림 5-14 동맥과 정맥

류를 막는 일을 한다. 보통 반달모양의 판이 2장씩 마주보고 있으며, 작은 정맥에는 1장씩 있다.

(4) 하지정맥류

하지정맥류는 다리정맥 속 피의 역류를 막는 판막기능의 소실로 피가 거꾸로 흐르는 상태가 유발되어 정맥이 점점 굵어짐으로써 발생하는 병변이다.

정맥류의 발생원인에는 선천적 원인과 후천적 원인이 있다. 선천적 원인은 유전과 정맥판막이상이 있고, 후천적 원인은 비만, 고령, 직업적 특성 및 생활습관도 관계있고, 오래 서있거나 무거운 것을 많이 드는 일을 하거나 배의 압력이 증가하는 운동, 변비, 임신 등이 있다. 남성보다는 여성에서 많이 나타난다.

다리정맥류의 예방을 위해서는 오랫동안 서서 하는 일은 가급적 피하고, 다리를 꼰 자세로 앉지 않도록 하며, 비만인은 체중을 줄여야 한다. 만약 장시간 서 있는 경우 매 2~3분마다 교대로 한 쪽 다리를 올렸다 내리는 운동을 해주고, 발 주무르기와 수분의 충분한 섭취도 함께 해주어야 한다. 특히 규칙적인 운동을 통하여 정맥순환을 돕고, 혈관 건강과 관련된 물질들이 정상적으로 분비되도록 해야 한다.

(5) 혈액의 구성과 기능

혈액(blood)은 혈관 속을 순환하는 유동성 조직으로, 혈관과 조직세포막 사이에는 여러 가지 물질교환이 이루어져 항상 신체의 내부환경을 일정하게 유지한다. 혈액량은 체중의 약 8%인데, 크게 구분하여 세포성분(고형성분)과 액체성분으로 나누어진다. 세포성분으로는 적혈구(red blood cell : RBC, erythrocyte), 백혈구(white blood cell : WBC, leucocyte) 및 혈소판(platelet)이 있고, 액체성분으로는 혈장(plasma)이 있는데, 혈장에는 단백질(알부민, 글로불린 등), 무기염류(Na^+, K^+, Ca^{++}, Cl^-, Mg^{++} 등), 섬유소원(fibrinogen) 등 각종 물질이 거의 일정하게 유지되고 있다. 혈액용적 중 세

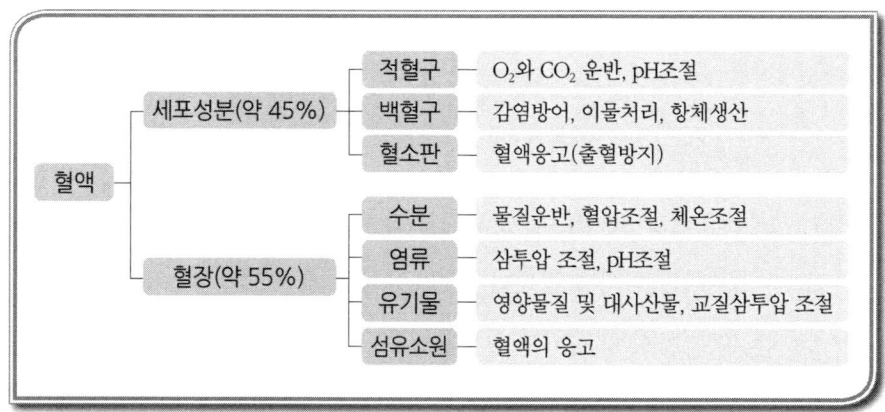

그림 5-15 혈액의 구성과 기능

포성분은 약 45%이고, 나머지 55%는 혈장이다.

7) 순환계의 운동 효과

(1) 심장의 발달

장거리 달리기와 같은 지구력 경기 선수들의 심장은 보통 사람의 심장보다 심용적이 크다. 이는 운동을 통해 심용적 뿐만 아니라 심장의 벽이 튼튼해지고 수축력도 증가하게 된다는 사실을 의미한다. 한 연구에 의하면 마라톤과 같은 지구성 종목 선수들의 심장은 왼심실(좌심실)의 용적이 크고 심실벽의 두께는 일반인과 같다고 한다. 이는 지구력을 요하는 선수가 보통 사람에 비해 1회 심박출량이 더 커진다는 것을 말한다. 또한 오랜 기간의 순발력 훈련으로 단련된 단거리 선수들의 심장은 왼심실(좌심실) 벽의 두께가 두꺼워져서 순간적인 빠른 심장박동을 잘 견디도록 변하였지만 왼심실(좌심실)의 용적은 일반인과 같아 1회 심박출량도 같다. 신체의 이상이나 질병에 의해 비대해진 심장은 운동을 통해 비대해진 스포츠심장과는 그 기능면에서 크게 다르다.

건강관리를 위한 해부생리학적 기초

(2) 심박수의 감소

운동을 통해 심장의 기능이 발달하면 심박수는 줄어든다. 심박수는 보통 운동을 격렬하게 할수록 높아진다. 이는 힘든 운동일수록 더 많은 산소와 노폐물을 운반해야 하므로 심장의 수축작용속도가 빨라지기 때문이다. 일반 성인의 안정 시 심박수는 1분 간 70~80회 정도이지만 운동선수의 심박수는 1분 간 40~50회 정도로 운동 시 심박수는 운동선수가 보통 사람보다 매우 낮다.

(3) 심박출량의 증가

심박출량은 심장이 1회 펌프작용으로 내보내는 혈액의 양(1회박출량)과 심박수에 의해 결정된다. 운동을 수행하면 심박출량이 증가하게 되는데, 이는 운동 중 신체가 보다 많은 산소를 필요로 하므로 1회박출량이 증가하는 것이다. 일반 성인의 안정 시 1회박출량은 약 60~70mL 정도이고 심박출량은 약 4~5L이다. 한편 일반 성인의 1회박출량은 운동 시에 약 110mL이지만, 운동을 많이 하면 160mL 정도로 증가한다.

(4) 혈압의 감소

운동을 많이 하면 평상시뿐만 아니라 운동 시의 혈압도 낮아진다. 혈압이 정상인 사람은 운동을 해도 큰 변화가 나타나지 않지만, 나이가 들면서 성인병으로 인해 혈압이 높아진 사람은 전문가의 도움을 받아 장기간 운동을 하면 혈압이 현저히 낮아진다. 오늘날에는 청소년들에게도 고혈압과 같은 성인병이 많이 나타나고 있다. 따라서 자신에게 적합한 운동 종목을 선택하여 규칙적으로 운동을 실천하면 건강과 체력을 유지·향상시키는 데 많은 도움이 된다.

7 신경계와 내분비계

1) 신경계

　인체는 하나의 개체이지만 기능이 서로 다른 수억 만개의 세포들로 구성되어 있는 공동체라 할 수 있다. 이러한 공동체가 질서 있는 생리현상이 영위되어 생명현상이 유지되는 것은 각기 기능이 다른 세포, 조직, 기관, 계통이 조화롭게 연결되어 통제·협조·기능발휘를 하게 함으로써 가능하다 할 수 있는데, 이러한 작용을 담당하고 있는 것이 신경계이다.

　신경계는 전신에 그물처럼 분포되어 있어 각 부위에서 발생하는 자극에 대해 신경섬유의 충동에 의해 흥분의 전도 또는 전달을 함으로써 조직이나 기관의 작용을 조정한다. 신경계의 기능은 각 조직과 조직, 기관과 기관의 상호작용을 조정·통제하여 생명현상을 일사분란하게 유지할 수 있도록 하고, 적응을 통하여 생명과 건강을 유지할 수 있도록 하게 한다.

2) 신경계의 분류와 구성

　신경계는 중추신경계(central nerve system : CNS)와 말초신경계(peripheral nerve system : PNS)로 나누어진다. 중추신경계는 대뇌와 척수로 구성되어 있고, 말초신경계는 뇌척수신경(spinal nerves)과 자율신경(autonomic nerves)으로 구분된다. 뇌척수신경은 일명 체성신경(somatic nerve)이라고도 하는데, 감각신경(sensory nerves)과 운동신경(motor nerves)이 이에 속한다.

　운동신경은 중추에서 말단(골격근)으로 흥분을 전달하여 근육운동을 일으키는 원심성 신경이고, 감각신경은 흥분을 말단(감각기)에서 중추로 전달하여 감각을 일으키는 구심성신경이다.

　자율신경계는 내장의 움직임, 심박수, 체온 및 혈압, 호르몬 분비 등에 관여하는 신경으로서 교감신경계와 부교감신경계가 있다. 교감신경은 응급상황·

건강관리를 위한 해부생리학적 기초 **05**

공격·방어·경쟁 등을 위해 골격근육이 에너지를 집중사용하게 하며 부교감신경은 휴식·사랑·소화·수면 등을 위해 내장근육(소화, 배설, 생식기)이 에너지를 집중사용하게 한다.

교감신경과 부교감신경이 같은 장기에 분포하며, 길항작용을 한다.

3) 신경계의 기능

신경계는 감각기능, 운동기능, 조정기능이 있어 개체가 처해있는 외부환경의 현상 변화와 체내의 미세환경의 변화에 민감하며, 근육 수축이나 활동을 조절하는 능력을 보유하고 있다. 이처럼 신경계는 내부환경이나 외부환경에 대한 정보를 수용기로부터 받아 중추로 보내고 중추는 정보를 통합하여 근육, 분비선 등의 효과기에 정보를 전달하여 작용을 조절하는 신호를 보낸다.

이와 같은 행동이 형성될 수 있음은 신경계가 가지고 있는 다음과 같은 고유의 기능적 특성에 의하여 가능해진다.

① **흥분성**: 수용기로부터 전달되는 신호의 결과 나타나는 것으로 눈이 빛의 자극을 받고 소리의 파장으로 속귀(내이, inner ear)가 자극을 받는 것과 같은 것이다.
② **전달기능**: 자극과 신호가 신경섬유를 따라 중추신경에 전달되는 것을 말한다.
③ **통합기능**: 중추신경계 내에서 이루어지는 것을 말한다.

4) 뇌의 구조와 기능

뇌는 해부학적으로 대뇌, 사이뇌(간뇌), 뇌줄기(뇌간) 및 소뇌로 구분된다. ① 대뇌반구는 뇌의 가장 많은 부분을 차지하고 인체에서 가장 발달한 부분으로 대뇌겉질(대뇌피질), 대뇌속질(대뇌수질), 바닥핵(기저핵), 가쪽뇌실(측뇌실)로 구성되어 있다. ② 사이뇌(간뇌)는 대뇌반구에 둘러싸여 뇌의 가운데에 위치하며, 시상, 시상하부(hypothalamus)와 뇌하수체(pituitary gland)로 구성

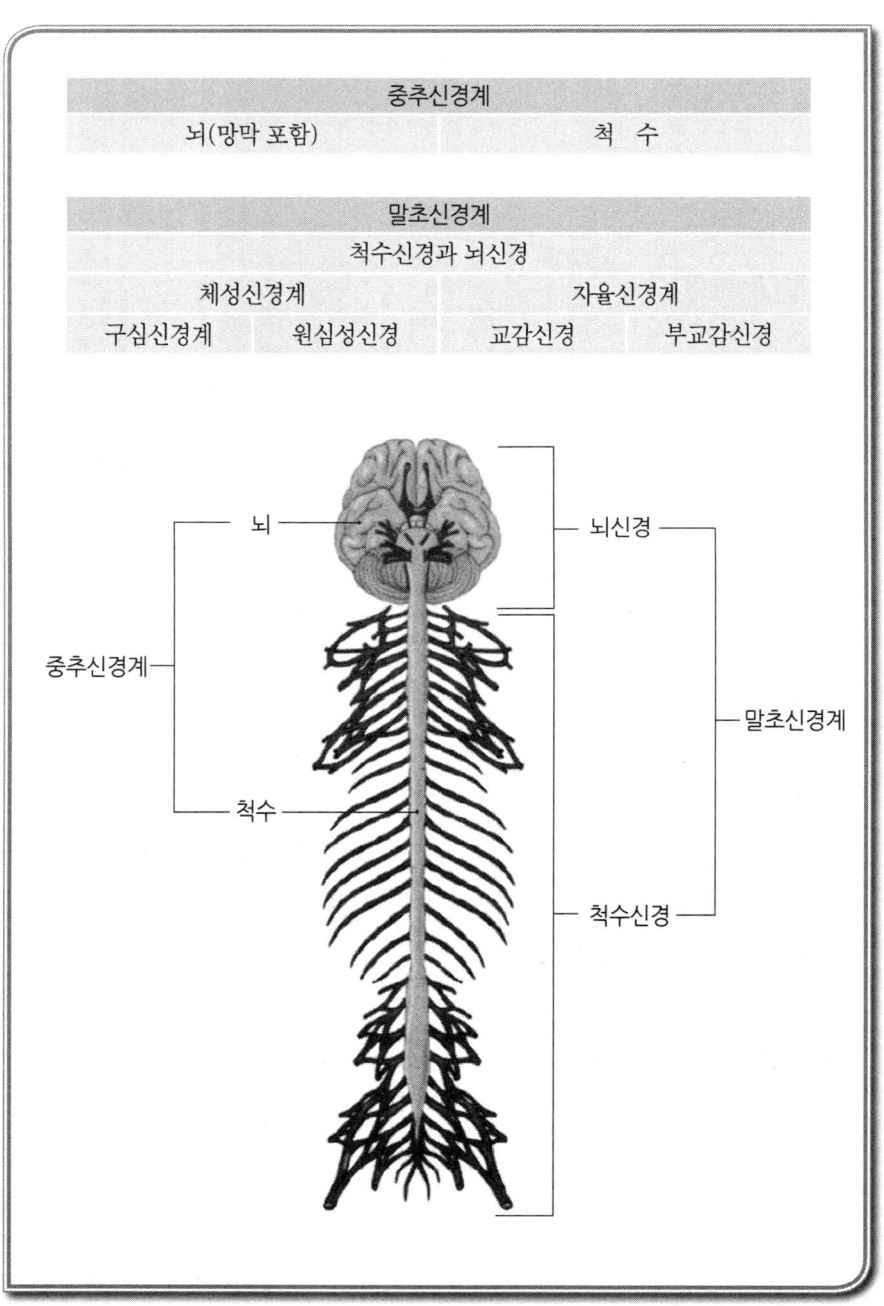

그림 5-16 신경계의 구조

되어 감각전달(시상), 신체 항상성 유지(시상하부), 호르몬 생성 및 분비(뇌하수체) 등에 관여한다. ③ 뇌줄기(뇌간, brain stem)는 대뇌와 소뇌 및 척수의 연결부로서 작용하는 것 외에 생명유지에 필수적인 부분으로 많은 뇌신경이 시작하거나 정지하고 있다. ④ 소뇌(cerebellum)는 뇌줄기(뇌간)의 뒤편에 위치하며, 속귀(내이)의 안뜰기관(전정기관), 시상, 대뇌바닥핵(대뇌기저핵), 대뇌겉질(대뇌피질)의 운동영역과 연관을 맺으면서 신체의 자세와 평형 및 운동의 조절에 관여하고 있다.

5) 신경계의 운동 효과

(1) 협응력의 향상

협응력은 신체의 여러 기관이 정확하고 원활하게 조화를 이루어 운동을 효율적으로 실행하는 능력을 말한다. 예를 들면 테니스에서 스트로크를 할 때 처음에는 많은 실수를 하지만 꾸준히 연습하면 눈, 귀와 팔다리의 협응동작이 향상되고 타이밍과 리듬감이 좋아져서 성공률이 높아진다. 운동을 꾸준히 반복하면 신경계에 변화가 생겨, 하고자 하는 운동을 적은 에너지로 쉽고 정확하게 할 수 있도록 신경과 근육의 협응력이 향상된다.

(2) 조정력의 발달

높은 수준의 기술을 필요로 하는 운동일수록 조정력의 영향은 크다. 재빠르고 재치있는 동작과 정확한 동작을 복합적으로 잘 할 수 있는 사람은 조정력이 뛰어난 것이다. 이것은 신경과 근육과의 협조가 원활하게 이루어짐으로써 나타나며, 운동이 신경계에 미치는 가장 큰 효과이다.

(3) 반응시간의 단축

반응시간은 외부의 자극을 받고 신체의 반응이 나타날 때까지의 시간을 말하며, 이때 일어나는 신체운동을 반응운동이라고 한다. 이러한 반응운동을 적절히 반복하면 대뇌의 지배를 받지 않는 반사운동으로 변하게 되어 반응시간이 짧아진다. 운동을 할 때 처음에 잘 되지 않던 동작이 연습을 통해 정확한 동작을 할 수 있는 이유는 신경계의 기능이 높아져 반사동작으로 바뀌어 반응시간이 단축되었기 때문이다.

6) 내분비계

내분비계는 신경계와 함께 여러 조직세포들이 수행하는 생체의 생리적 활동을 조절한다. 즉 신체 내 여러 기관의 기능은 신경섬유를 통해 중추신경계에 의해 통합되고 있지만, 한편으로는 체내를 순환하는 혈류에 의해 운반되는 여러 종류의 호르몬(hormone)에 의해 조정되고 있다. 체내에 생성된 분비물을 분비도관을 통해 체외로 분비하는 땀샘, 눈물샘 등을 외분비샘(외분비선)이라 하고, 체내로 호르몬을 분비하는 뇌하수체, 갑상샘(갑상선), 부신, 이자(췌장), 난소, 고환(정소), 태반 등을 내분비샘(내분비선)이라 한다.

내분비샘(내분비선)은 신체기능의 상호연결과 작용의 조정을 통해 정상적인 발육, 성장, 생식, 신진대사 등을 원활히 이루어지는 데 관여하며, 분비량 과다 또는 부족 시 각종 병적 증상을 초래하기도 한다. 혈액 또는 림프로 분비되는 호르몬은 특정한 장소로 운반되어 적은 양으로 각종 작용을 한다는 점에서 비타민과 흡사하지만 체내에서 생성된다는 점이 다르다.

(1) 호르몬의 종류와 작용

호르몬은 생성부위에 따라 뇌하수체호르몬, 갑상샘호르몬(갑상선호르몬), 부신호르몬 등으로 분류하고, 화학적 구조에 따라서는 단백질펩타이드호르몬(peptide hormone), 스테로이드호르몬(steroid hormone), 아미노산유도체호르몬의 세 가지로 구분한다.

내분비샘(내분비선)에서 만들어진 분비물질을 호르몬이라고 하는데, 각종의 호르몬은 모든 신체부위에 고루 작용되는 것이 아니라 각각의 표적세포가 있

05 건강관리를 위한 해부생리학적 기초

어 그 기관의 기능에만 제한적으로 영향을 미친다. 또한 내분비샘은 독립된 구조물로 되어 있는 것이 있는가 하면, 다른 기관 속에 묻혀 있는 경우도 있는데, 각 내분비샘은 생물학적으로 활성을 띠는 여러 종류의 호르몬을 생산·분비하며, 각 호르몬의 기능과 작용도 각기 특이적이다.

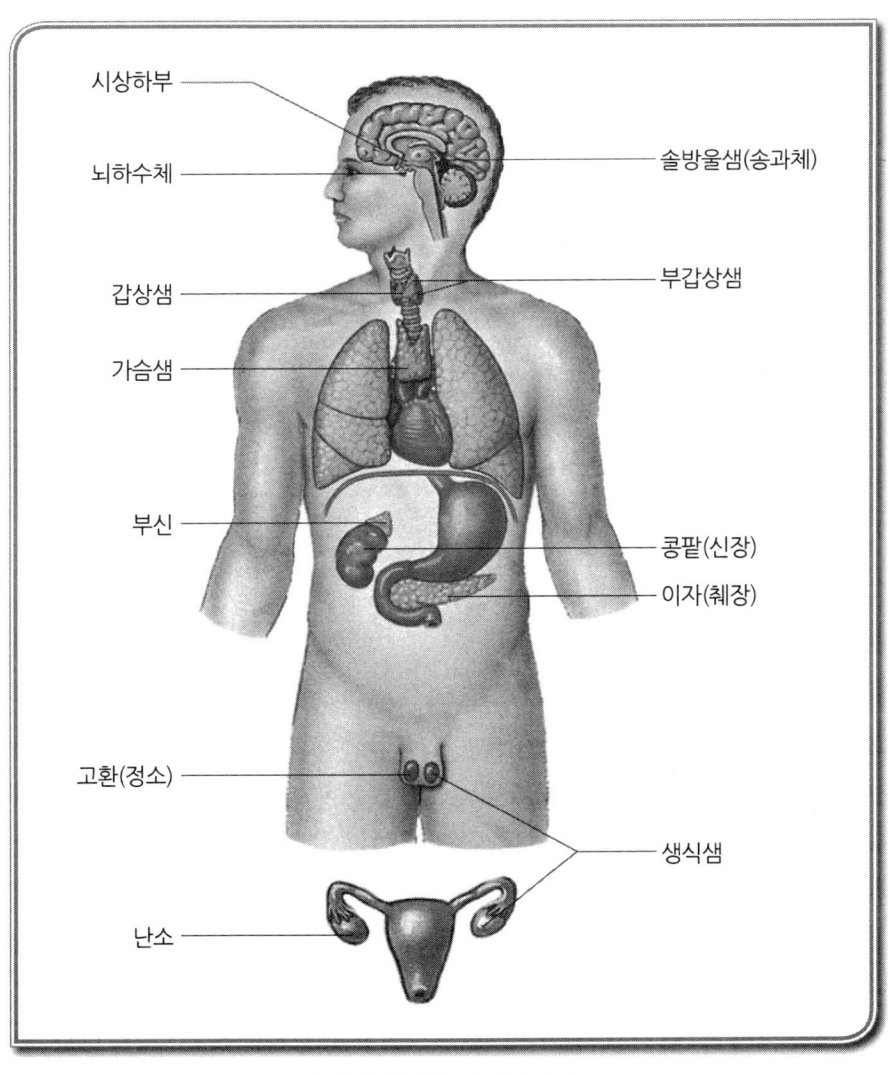

그림 5-17 내분비계의 구조

호르몬의 효과는 호르몬의 혈장농도와 수용체수에 의해 결정되는데, 호르몬의 혈장농도는 분비율과 제거율, 운반단백질의 양과 혈장량의 변화에 의해서 영향을 받는다.

(2) 주요 내분비샘과 호르몬의 기능

인체에는 호르몬을 생산·분비하는 내분비샘(내분비선)이 신체 여러 부위에 분포되어 있다. 내분비샘(호르몬샘)은 모두 합쳐도 무게가 150g 정도밖에 되지 않지만 신체 전체에 큰 영향을 미친다. 혈액 속에 분자 100만 개당 호르몬 분자가 하나만 있어도 큰 효과를 나타낸다. 각 내분비샘(내분비선)과 그곳에서 만들어진 호르몬의 기능은 다음과 같다.

표 5-2 주요 내분비선과 그 기능

내분비샘	기 능
솔방울샘	수면 주기를 조절하고, 생식 기관의 발달에 영향을 미치는 호르몬인 멜라토닌을 만든다.
이자	혈당량을 조절하는 호르몬인 인슐린과 글루카곤을 만든다.
부신	아드레날린과 노아드레날린을 만들어 자율신경계의 활동에 영향을 미친다. 또, 코르티졸을 분비하여 대사작용에 영향을 미치고, 다른 호르몬을 통해 혈액 순환에도 영향을 미친다.
갑상샘	대사를 조절하고, 저장된 에너지를 연소하는 속도를 조절한다. 섭취하는 음식에 아이오딘이 너무 부족하면 갑상샘이 크게 부어오르면서 갑상선종이 생긴다.
뇌하수체	다른 호르몬샘의 활동을 조절하고, 직접 작용하는 호르몬을 만든다. 그러한 호르몬의 예로는 성장호르몬 외에 혈압을 증가시키는 바소프레신이 있다.
부갑상샘	갑상샘 뒤쪽에 있으며, 칼슘의 농도를 조절하는 역할을 한다. 칼슘은 근육 수축과 뉴런 간의 커뮤니케이션에 중요한 역할을 한다.
고환과 난소	정소와 난소는 각각 정자와 난자를 만드는 일 외에도 생식기관의 발달을 촉진하는 성 호르몬을 분비한다.

7) 내분비계의 운동 효과

(1) 뇌하수체호르몬

① 성장호르몬

운동 시 성장호르몬의 분비 증가는 결체조직 및 근육의 성장에 미치는 성장호르몬의 효과를 생각할 때 유용한 것으로 생각된다. 성장호르몬의 운동에 대한 반응은 일반적으로 운동 시작 15~20분까지는 현저한 변화가 없다가 그 후 운동의 지속과 함께 증가하기 시작한다.

따라서 성장호르몬의 지방산 동원효과는 장시간의 운동 시에 중요한 것으로 생각된다. 성장호르몬은 중정도의 운동 시 증가하며, 운동강도에 의해 증가하지만, 일부 연구에서는 운동강도에 관계없이 운동지속시간과 관계가 있다는 견해도 있다.

② 갑상샘자극호르몬(갑상선자극호르몬)

운동 시 갑상샘자극호르몬인 티록신(T4)의 분비가 증가하기 때문에 갑상샘자극호르몬의 분비 역시 증가될 것으로 생각할 수 있으나, 대부분의 연구에서는 일회적 운동 시 갑상샘자극호르몬의 농도변화를 찾아볼 수 없었다.

일부 연구에서는 점진부하법에 의해 아주 강한 운동을 수행하면 갑상샘자극호르몬 수준이 상승한다고 보고한 바 있다.

③ 부신겉질자극호르몬(부신피질자극호르몬)

일회적 운동에 대한 ACTH(부신겉질자극호르몬)의 반응은 운동강도와 가장 밀접한 관련을 갖고 있어 최대산소섭취량의 60% 수준 이상의 강도에서 현저한 증가를 보이며, 최대운동 시에는 안정 시 수준의 10배까지 증가한다고 알려져 있다. 한편, 동일 운동부하에서는 운동시간이 길수록 ACTH의 증가폭이 커지게 된다. 안정 시 ACTH 수준은 훈련에 의한 영향을 받지 않으며, 동일한 상대운동강도에서 혈중 ACTH 수준은 더 큰 증가를 보이지만, 최대하의 절대운동강도에서는 혈중 ACTH 농도가 훈련 후 감소한다고 알려져 있다.

(2) 갑상선호르몬

일회적 운동에 따라 갑상선호르몬(T4와 T3)의 총농도는 변화하지 않으나, 유리티록신(free T4)은 운동 시 약 35%까지 증가된다. 그 이유는 지방산의 수준이 증가되어 티록신과 단백질의 결합을 방해하기 때문으로 생각된다.

(3) 부갑상샘호르몬

목의 갑상선 후방에 있는 두 쌍의 부갑상선은 크기가 25~35mg정도의 아주 작은 내분비선으로 혈중 칼슘 농도조절에 있어 가장 중요한 역할을 하는 호르몬이다. 혈액 속의 칼슘 수준이 감소할 경우 부갑상선 호르몬의 분비가 증가된다. 뼈의 칼슘 분해를 촉진하고, 신장에서는 칼슘의 배출을 억제하며 장에서 칼슘의 흡수를 증가시킨다. 일상의 체중부하운동은 뼈의 발달 및 재형성에 영향을 미쳐 골밀도를 증가시키는데, 운동형태에 따라 인체 여러 부위의 골밀도는 영향을 받는다. 즉 뼈끝(골단부)에 기계적인 압력자극이 가해질 때 그 뼈의 밀도가 선택적으로 증가하게 된다.

(4) 부신겉질호르몬

① 코르티졸

장기적인 신체훈련에 의한 운동스트레스는 부신피질로부터의 반복적인 당류피질 호르몬 분비를 촉진함으로써 결국 부신의 비대(hypertrophy)와 비후(hyperplasia)를 유발한다고 알려져 있다. 대체로 단시간의 저·중강도의 운동 시에는 혈중 코르티졸 수준에 변화가 나타나지 않으나, 대체로 무산소성의 강한 운동 시 코르티졸 분비가 자극된다. 운동으로 인한 혈중 코르티졸의 상승은 운동 후 90~120분 동안 지속되어 운동 후에도 장시간의 효과를 발휘한다.

② 알도스테론

운동 시 알도스테론 수준의 상승은 6~12시간 동안 지속된다. 훈련은 휴식 시나 일회적 운동에 대한 알도스테론 반응에 영향을 미치지 않는 것으로 알려져 있다. 운동 전 또는 운동 중 수분을 섭취할 때 운동에 대한 알도스테론의 반응은 감소되는 반면, 탈수상태에서 알도스테론 수준의 증가폭은 더욱 커진다.

(5) 부신속질호르몬

신체적 훈련에 의해 동일한 절대운동강도에서의 아드레날린과 노르아드레날린 반응이 감소하는 것으로 알려져 있는데, 이처럼 훈련에 의해 교감신경 부신호르몬 분비가 감소하는 것은 심박수의 감소, 혈압의 감소, 근수축 감소로 인한 심근의 산소소비 감소로 이어지는 생리적 이점이 있다. 가벼운 운동 시에는 심리적 스트레스가 없다면 혈중 부신속질호르몬(부신수질호르몬)의 수준에 변화가 나타나지 않는다. 그러나 운동강도가 최대산소섭취량의 60%를 초과하면 혈중 부신속질호르몬의 수준이 상승하고, 그 이상으로 운동강도를 점증시키면 급격한 증가양상을 보여 탈진 시에는 휴식 시의 6~15배 수준까지 증가한다.

(6) 이자호르몬

① 인슐린

운동으로 인해 혈중 인슐린농도는 휴식 시 수준의 50% 이하로 감소하며, 운동강도와 시간이 증가할수록 그 감소폭은 커진다. 운동 시 혈중 인슐린농도가 감소되는 것은 교감신경계의 흥분도가 증가되어 인슐린 분비를 억제하기 때문이다. 한편, 신체적 훈련은 인슐린에 대한 말초조직 세포의 민감도를 증가시킨다. 이것은 혈당 수준의 상승을 조절하는데 필요한 인슐린 수요량이 훈련 후에 감소된다는 것을 의미한다. 이는 당뇨병 환자에게 운동이 매우 훌륭한 치료수단이 될 수 있다는 것을 말해준다.

② 글루카곤

단시간의 운동은 혈중 글루카곤 농도에 변화를 일으키지 않거나 약간 감소시키기도 하지만, 최대산소섭취량의 50% 수준에서 운동하거나 1시간 또는 그 이상의 운동 시에는 혈중 글루카곤 수준이 30~300%까지 증가한다.

한편, 신체훈련은 운동에 대한 글루카곤 반응을 현저히 감소시킨다. 즉 동일한 절대운동 및 상대운동강도에서 글루카곤의 수준은 훈련 후 훨씬 적은 양만이 증가하는 것을 나타내는데, 훈련에 따른 글루카곤의 반응감소를 일으키는 보다 명확한 기전은 아직 밝혀지지 않았다.

(7) 생식샘호르몬

① 테스토스테론

혈장 테스토스테론 농도는 장시간 최대하 운동과 최대수준으로 운동했을 때 또는 근력훈련을 했을 때 10~37% 증가하였고, 이러한 약간의 변화는 혈장량의 감소와 테스토스테론의 불활성과 제거율에 기인한다고 하였다. 운동에 대한 테스토스테론의 반응이 적고, 운동 2시간 후 안정 시 수준으로 회복되는 반면, 안정 시 혈장 농도는 지구성 트레이닝과 저항성 트레이닝을 한 피검자들 모두 낮게 나타났다. 또한 장거리 달리기 선수들(주당 108km)은 중거리 선수들(주당 54km)에 비해 테스토스테론과 정자의 운동성이 낮게 나타났다.

② 에스트로겐

배란이 일어난 후 월경 후기에 운동하면 난소의 가장 중요한 호르몬인 에스트라디올(estradiol)과 프로게스테론(progesterone)의 혈중농도가 15~50% 정도 증가한다. 즉 에스트라디올 및 프로게스테론은 안정 시 글리코겐 저장을 증가시키고, 운동 중 글리코겐이 젖산으로 분해되는 속도를 지연시킨다고 설명되고 있다. 한편, 고강도 운동을 하는 중장거리 달리기 여자선수나 운동과 식이제한을 병행하는 여자체조선수나 리듬체조선수, 발레리나 등에게서 2차성 무월경(secondary amenorrhea)이 보고되고 있다. 이러한 2차성 무월경은 낮은 에스트라디올 수준과 관련이 있는데, 이는 체중감소, 체지방감소, 총칼로리 섭취 중 단백질섭취량 감소 및 심리적 스트레스가 원인으로 추정된다.

05 건강관리를 위한 해부생리학적 기초

참고문헌

고연화(2001). 건강증진을 위한 운동, 대경북스.

권오찬(1997). 스포츠와 건강관리, 형설출판사.

김정수(2000). 건강과 운동처방, 공주대학교 출판부.

바르바라 갈라보티 저, 이충호 역(2005). 사람의 몸(완벽하고 오묘한 우리 몸 이야기), 사계절.

박철빈, 박수연, 최성근(1999). 건강과 운동, 도서출판 태근.

안도유키오 감수, 이종은 역(1997). 인체의 신비(그림으로 보는 우리 몸 이야기), 고려원 미디어.

이승웅, 오경모(2012). 한눈으로보는 기초그림 근육학. 인투출판사.

정일규, 윤진환(2006). 휴먼 퍼포먼스와 운동생리학, 대경북스.

천길영, 김경식(2005). 체력육성을 위한 트레이닝 방법론, 대경북스.

최대혁 외 공역(2005). 파워운동생리학, 라이프사이언스.

헬스피플(health-people.co.kr)

Arce, J. C., M. M. De Souza, Pescatello, L. S. & Luciano, A. A.(1993). Subclinical alterations in hormone and semen profile in athletes, *Fertility-Sterility, 59*, 398-404.

Clippinger, K.(2007). Dance Anatomy and Kinesiology, Human Kinetics.

Cumming, D. C. et al.(1986). Reproductive hormone increases in response to acute exercise in men. *Medicine and Science in Sports and Exercise, 18*, 369-373.

De Souza, M. J., Arce, J. C., Pescatello, L. S., Scherzer, H. S. & Luciano, A. A.(1994). Gonadal hormones and semen quality in male runners. *International Journal of Sports Medicine, 15* : 389-391.

Frederic Martini, W. C. Ober, C. W. Garrison, K. Welch(1992). *Fundamentals of anatomy and physiology*, Prentice Hall.

Hackney, A. C. Endurance training and testosterone levels, *Sports Medicine 1989,* 8(2) : 117-127.

Jensen, J., Oftebro, H., Breigan, B., Johnson, A., Ahlin, K., Meen, H. D., Stromme, S. B. and Dahl, H. A.(1991). Comparison of changes in testosterone concentrations after strength and endurance exercise in well trained men. *European Journal of Applied Physiology and Occupational Physiology, 63,* 467-471.

McArdle, W. D., Katch, F. I. & Katch, V. L.(2000). *Essentials of Exercise Physiology,* Lippincott Williams & Wilkins.

Stuart Ira Fox 저, 박인국, 부문종, 정헌근 공역(2003). 생리학, 라이프사이언스.

Terjung, R.(1979). Endocrine response to exercise, *In Exercise and Sport Sciences Reviews, 7,* ed. R. S. Hutton & D. I. Miller, 153~179, New York : Macmillan.

Vogel, R. B. et al.(1985). Increase of free and total testosterone during submaximal exercise in normal males. *Medicine and Science in Sports and Exercise, 17,* 119-123.

http://vkh.ajou.ac.kr/cartoon

06

건강관리를 위한 운동프로그램

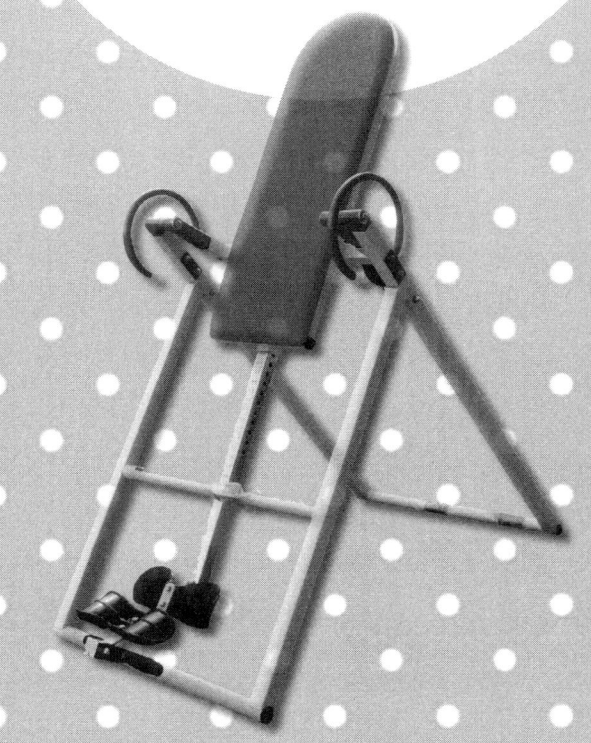

1 근력 강화 트레이닝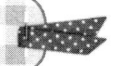

근력은 저항에 대해 근육이나 근육군이 발휘할 수 있는 최대의 힘을 말하는데(Clarke, 1974), 이것은 근수축에 의해 발휘되는 장력으로 근수축에 참가하는 근육섬유의 수, 즉 운동단위의 수와 근육섬유에 전달되는 흥분의 빈도에 좌우된다고 할 수 있다. Ikai(1970)는 근육은 약 $6.3±0.8kg/cm^2$의 절대근력을 가진다고 하였다. 따라서 근력의 향상을 위해서는 근육에 가한 부하를 부과하여 근육섬유의 크기를 커지게 하고 이를 통해 골격근군이 굵어지고 횡단면적이 커져 근력을 향상시키는 것이다.

이러한 근력강화트레이닝은 크게 동적수축, 정적수축, 등속성수축 그리고 탄성저항을 이용한 수축을 통해 기능의 향상을 꾀한다. 이러한 근수축의 개념을 설명하면 다음과 같다.

① 등척성 근수축은 근의 길이가 변하지 않고 장력이 발생하는 수축으로 정적 수축을 의미한다.
② 등장성 근수축은 근에 일정한 장력이 발생하면서 근육의 길이가 줄어드는 근육 수축의 형태로 동적 수축을 의미한다.
③ 등속성 근수축은 근의 단축에 따라 관절 각도의 변화가 생기며 관절 각 각속도의 전범위에서 최대의 수축을 하는 것이다.
④ 단축성 근수축은 근의 길이가 수축하면서 장력이 발생하는 것이다.
⑤ 신장성 근수축은 근육의 수축력보다는 강한 힘으로 근육을 당겼을 때 근육은 수축하면서 그 길이가 늘어나는 수축형태이다.

1) 근력 강화 트레이닝의 종류

(1) 동적 근력 향상법

동적 근력 향상을 위한 트레이닝은 머신이나 바벨, 덤벨과 같은 무거운 물건을 움직이는 운동방법으로 일반적으로 웨이트 트레이닝(weight training)이라 하며 가장 흔하게 할 수 있는 근력향상법이다.

근력향상을 위한 강도부하의 역치는 최대근력의 40~50% 이상에서 효과가 있으며, 70~80%의 부하에서 최대효과를 볼 수 있다.

근력양성을 위해서는 무거운 중량으로 최고횟수 최대세트를 실시하는 최대근력법이 가장 바람직하다. 또한 이때 트레이닝순서는 먼저 큰근육군부터 시작해서 점차 작은근육군으로 트레이닝하는 것이 바람직하다. 그 이유는 근피로를 낮추고 보다 효과적인 운동수행을 할 수 있기 때문이다.

(2) 정적 트레이닝

담벽이나 난관, 웨이트트레이닝 시 스미스머신에서 스쿼트자세를 취하거나 암컬에서 110도 굽혀서 몇 초 간 고정된 물건에 힘을 다 발휘하는 정적운동으로, 근육의 길이는 변하지 않고 근력이 발생하는 등척성 트레이닝이다. 근력발달에는 용이하나 지구력과 호흡순환기능에는 효과를 기대하기 어렵다. 그러므로 운동선수에게는 큰 효과를 볼 수 없지만, 상해로 인해 관절의 가동범위가 제한되었을 때 바람직한 방법이다. 정적 트레이닝의 효과적인 부하수준은 100%로 6~10초 지속하는 것이고, 역치수준은 2~3초이다.

(3) 등속성 트레이닝

등속성 트레이닝 장애의 예방이나 신체장애자의 재활용으로 많이 이용되며, 특수한 기계인 사이벡스(cybex)나 오소트론(orthotron)을 사용하여 관절운동에 따른 근육의 수축이 각도가 변하여도 수축저항은 일정하게 조정되어 근력을 증각시키는 트레이닝방법이다. 이것은 사이벡스 등의 기계에 의해 운동동작의 전체각도를 통해 근육이 발휘할 수 있는 최대근력을 자동적으로 조절하여 근력증강에 매우 큰 효과를 얻을 수 있는 것이다. 수영의 팔동작이나 육상에서 팔의 관절각도를 일정하게 유지하여 운동하듯이 부분적인 관절의 근력발달에 용이하다.

(4) 탄성저항트레이닝

금속스프링, 고무스프링, 기체압력 등의 저항부하를 이용해서 트레이닝하는 방법이나 최근에는 튜빙(tubing), 세라밴드(theraband) 등의 보급으로 일반적인 건강관리에 많이 사용되고 있다. 이것은 관절각도가 점차 넓어지거나 운동거리가 길어질 때의 장력을 이용한 트레이닝이다. 탄성저항의 저항부하 수준은 일반적으로 운동 전 수준의 2배의 길이저항으로 운동을 한다.

2) 웨이트 트레이닝의 이해

근육의 비대와 증대를 위해 머신이나 바벨 또는 덤벨과 같은 무거운 물건을 들거나 엑스벤드와 같이 탄성저항 또는 자신의 체중을 활용하여 저항을 주는 운동, 고정된 물체를 미는 운동 등과 같이 중량물의 부하 또는 저항운동에 근육을 수축시키는 트레이닝을 말한다.

대부분의 스포츠에서는 근력을 필요로 하는데 스포츠 자체로는 근력을 증강시키기 위한 부하로는 불충분하다. 따라서 보강 트레이닝으로서의 근력 트레이닝이 중요하며, 이러한 조건을 충족시켜주는 트레이닝으로 웨이트 트레이닝이 대표적이다. 웨이트 트레이닝 자극으로서의 부하조건과 거기서 일어나는 근수축 형태에 따라 동적 트레이닝과 정적 트레이닝으로 구분되는데 이러한 내용은 근력강화 트레이닝에서 전술하였다.

3) 웨이트 트레이닝 방법

운동강도는 최대근력의 2/3(60~80%) 정도의 중량을 택하여 부하를 주는 것이 좋다. 최대근력 대신 일정중량의 최대반복(repetition maximum : RM)으로도 부하를 결정하는데, 이상적인 운동강도로 4~12RM과 1~3세트를 권장(Berger, 1962; Carpinelli, 1998; Starkey 등, 1996)한다.

운동시간은 최대근력의 60% 정도(15~20회)의 부하운동은 1~2초에 1회의 시행횟수로 70~80%(8~12회), 80~100%(2~8회)의 부하운동은 2~3초에 1회

건강관리를 위한 운동프로그램 06

정도 반복하는 것이 효과적이며, 일반적으로 운동의 휴식은 1~3분, 세트와 세트 사이의 휴식시간은 3~5분 정도가 바람직하다.

운동빈도는 근력의 강화를 목적으로 하는 웨이트트레이닝은 주당 3~4회, 격일제로 하는 것이 좋지만, 사람에 따라 피로회복능력이 다르므로 이를 고려하여 실시횟수를 계획하는 것이 바람직하다. 따라서 초보자는 주 2~3회, 숙련자는 주 5회 이상 실시하는 것이 바람직하다.

운동 시 호흡은 규칙적이어야 한다. 웨이트 운동 시 부분적으로 큰 힘을 내기 위해 호흡을 멈추는 방법을 발살바호흡법(valsalva maneuver)이라고 한다. 이 방법은 가슴안(흉강) 내부의 압력이 증가되면서 심장으로의 정맥 흐름이 저해되어 심장에서 뇌로 전해지는 혈액량이 감소되면서 일시적인 현기증, 방향감상실, 시력장애 등을 유발할 수 있으므로 호흡은 규칙적으로 하는 것이 좋다. 무거운 중량의 운동 시에는 저항이 주어질 때 날숨(호기)을 하고, 반대 동작에서 들숨(흡기)을 한다. 그러나 우리는 흉식호흡을 하므로 가슴우리(흉곽)가 넓어질 때 들이쉬고, 반대일 때 내쉬는 것이 바람직할 것이다. 따라서 프레스와 같이 누르거나 미는 동작에서는 힘이 부여될 때 내쉬고 당기거나 마는 동작에서는 힘이 부여될 때 들이쉬는 것이 좋다.

표 6-1 웨이트 트레이닝의 강도 설정방법

$$1RM = W0+W1$$

W0=7~8회 반복가능한 무게(임의로 선정한 무게)
W1=W0×0.025×R
R=W0로 실제측정한 반복횟수

4) 웨이트 트레이닝 시 안정수칙

① 혼자하는 웨이트 트레이닝은 언제나 위험요소를 내포하고 있다. 따라서 언제나 지도자의 감독 하에 운동해야 한다.
② 가급적 혼자서 트레이닝을 하지 않고 친구나 트레이닝 파트너와 함께 운

동하여 지루함을 극복함은 물론 강도 높은 운동 시 안전을 유지할 보조자 역할을 병행한다.
③ 바벨을 사용할 때에는 안전을 위해서 칼라(collar)를 끼우고 한다.
④ 운동 중 호흡은 가급적 멈추지 않고 부드럽고 자연스럽게 한다.
⑤ 그립은 가급적 언더그립이나 오버그립으로 운동한다.
⑥ 반동을 사용하여 무거운 중량의 운동을 하지 않고 적절한 자극을 받을 수 있는 무게로 스트라이팅하여 운동한다.
⑦ 사람이 많이 몰리는 시간은 자신의 운동자극을 적절히 주기에 바람직하지 않으므로 가급적이면 이런 시간을 피해서 훈련한다.
⑧ 상해를 예방하고 운동효과를 높이기 위해 준비운동을 철저히 하고, 운동 중 쌓인 피로물질을 제거하고 신속히 안정 시 수준으로 회복하기 위해 정리운동을 철저히 한다.
⑨ 모든 운동형태에서 적당한 신체의 역학적 자세를 유지하도록 한다. 특히 허벅지 허리 골반부위와 같이 힘을 낼 수 있는 인체부위를 파워존(power zone)이라고 하는데, 이 부위에 적절한 역학적 자세를 유지하여 척추와 무릎을 안전하게 보호해야 한다. 따라서 무거운 중량운동을 할 때는 가급적 웨이트 리프팅 벨트를 착용한다.
⑩ 웨이트 트레이닝을 처음 시작하는 초보자나 적응되지 않은 사람은 관절의 염증 또는 손상을 예방하기 위해 지나치게 무거운 중량으로 반복 운동하는 것을 삼간다.
⑪ 각종 머신이나 프리웨이트 등 웨이트 트레이닝 기구를 다룰 때는 안전과 주위사람들을 위해 가급적 바닥에 던지거나 소리가 나지 않도록 주의해서 사용한다.
⑫ 웨이트 트레이닝에 관한 지식을 최대한 많이 습득하여 보다 효과적인 프로그램으로 운동할 수 있도록 한다.

건강관리를 위한 운동프로그램

표 6-2 웨이트 트레이닝에서 필요한 용어

▷ 바(bar) 잡는 법

손의 형태에 따라	손의 간격에 따라
오버그립(over grip)	내로그립(narrow grip)
언더그립(under grip)	와이드그립(wide grip)
리버스그립(reverse grip)	스탠더드그립(standard grip)
섬리스그립(thumbless grip)	
훅그립(hook grip)	

▷ 신체용어

용어	설명	용어	설명
biceps	위팔두갈래근(상완이두근)	neck	목
lat (latissimus dorsi)	넓은등근(광배근)	forearm	아래팔근
chest (pectoralis major)	가슴(대흉근)	brachialis	위팔근
triceps	위팔세갈래근(상완삼두근)	back	등
abdominal(abs)	배근육(복근)	calf	종아리
thigh	넙다리	gluteus(hip)	볼기(힙)

▷ 자세에 따른 용어

용어	설명	용어	설명
standing	서다	sit-up	상체를 일으킨다
seating	앉다	supine	뒤로 눕는
lying	눕다	vertical	수직의
squat	웅크리다	lateral	옆의
bent	상체를 구부리다	front	앞의

▷ 동작에 따른 용어

용어	설명	용어	설명
raise	일으키다	snatch	잡아채다
press	누르다	kick	차다
extension	늘리다(펴다)	shrug	어깨를 으쓱하다
pull	당기다	twist	비틀다
rowing	노젓다	throw	던지다
curl	말아올리다	lift	들어올리다
lunge	달리다	alternate	교대로 하다
fly	날개짓하다	crunch	깨물다

5) 웨이트 트레이닝의 실제

(1) 기구를 이용한 근저항 운동

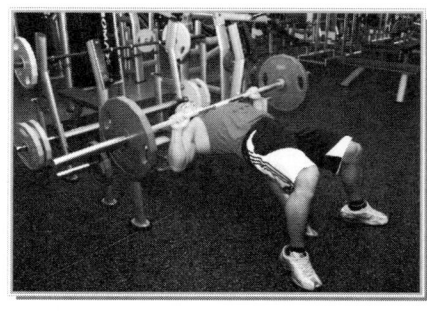 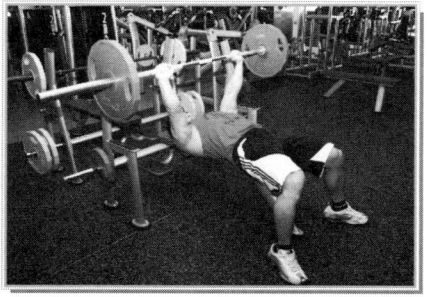

① 플랫 벤치 바벨 프레스(flat bench barbell press)

머리와 어깨 그리고 엉덩이가 벤치에 닿도록 누운 상태로 시선은 바를 약간 내려 보이도록 한다. 가슴에 힘을 주어 두 팔을 펴면서 숨을 내쉰다. 이후 약간 정지했다가 서서히 처음으로 돌아간다. 팔이 가슴 옆에 위치하도록 주의한다.

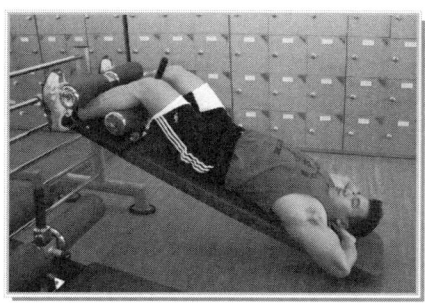 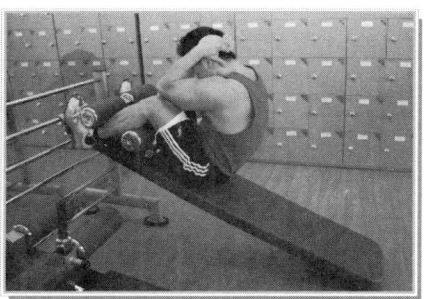

② 디클라인 벤치 싯 업(decline bench sit up)

벤치를 약 30~40도 뒤로 기울이고, 양발은 발걸이에 걸어 고정시킨 다음 상체 말아 일으킨 후 서서히 처음으로 돌아간다.

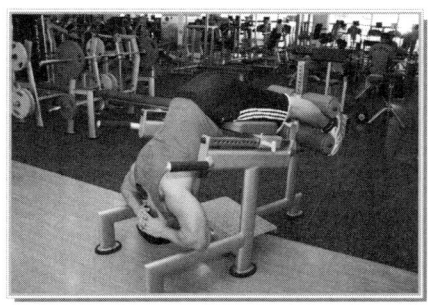 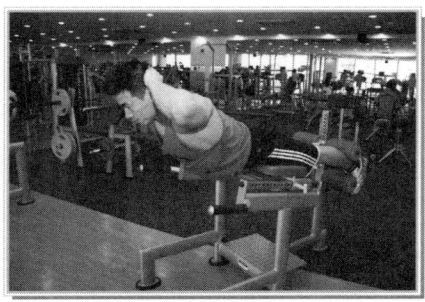

③ 하이퍼 익스텐션(hyper extension)

발뒤꿈치를 걸고 엎드린 후 몸은 똑바로 하고, 머리는 앞으로 숙이거나 뒤로 넘기지 않는다. 그리고 팔은 머리 뒤로 올리고 몸이 거의 90도가 되도록 상체를 내린 다음 상체를 세워 최대한 높이 들어올린다. 이때 지나치게 신장시키면 허리와 엉덩관절(고관절) 주변에 상해가 발생할 수 있으므로 주의한다.

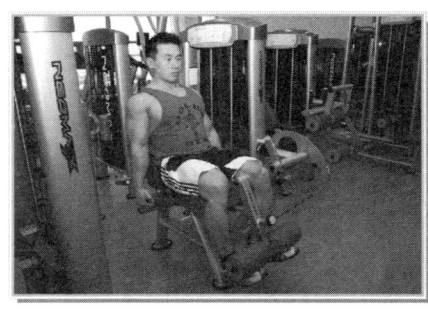 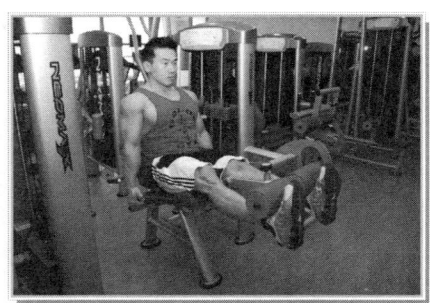

④ 레그 익스텐션(leg extension)

벤치에 앉은 후 발목에 발걸이를 걸고 손잡이를 잡아 고정시킨다. 발을 뻗으면서 숨을 내쉬고 정점에서 한 템포 멈춘 다음 서서히 처음으로 돌아간다. 지나치게 무거운 중량으로 운동하여 상체가 흔들리지 않도록 주의한다. 무릎의 통증이 느껴지면 즉시 중지한다.

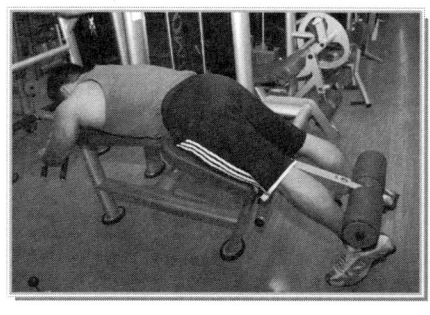 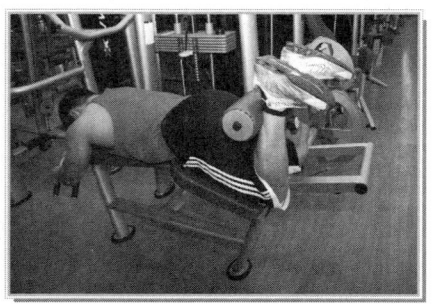

⑤ 레그 컬(leg curl)

벤치 끝에 무릎을 대고 엎드려 발걸이에 발을 걸어 고정시키고 손잡이를 잡는다. 무릎을 굽혀 발걸이를 들어올리며 숨을 내쉰다. 발을 가장 높이 올렸을 때 종아리는 허벅지와 수직이어야 하고, 1~2초 정지한 후 처음자세로 천천히 돌아간다.

건강관리를 위한 운동프로그램 **06**

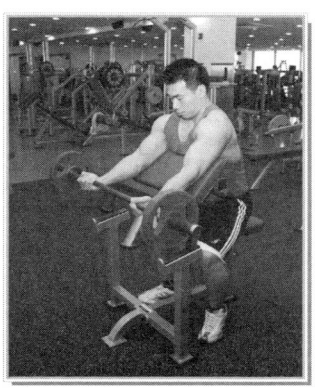
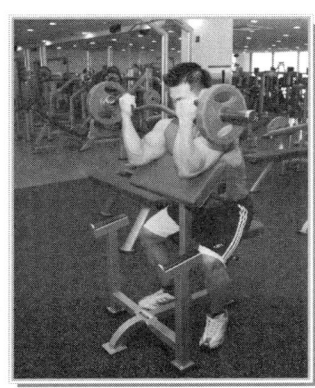

⑥ 리버스 프리처 컬(reverse preacher curl)

팔꿈치를 고정시키고 몸의 흔들림을 잡아주기 위해 사용하는 컬 운동으로, 프리처 머신에 앉은 후 리버스 그립을 잡는다. 이때 무거운 중량운동은 팔꿈치를 약간 굽혀주어 상해에 대비한다. 숨을 내쉬면서 힘껏 팔을 말아준다. 이때 한 템포 쉬었다 서서히 처음으로 돌아간다.

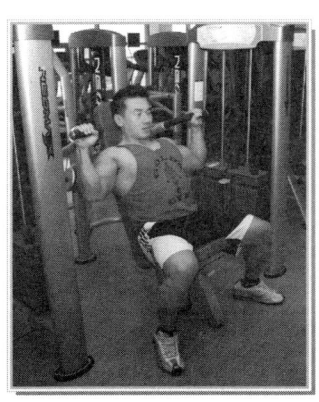
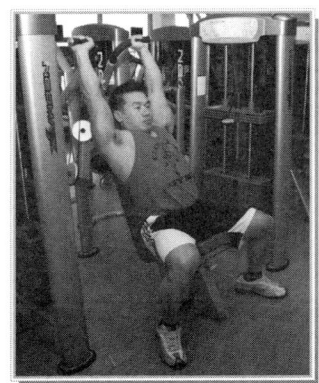

⑦ 숄더 프레스(shoulder press)

머신에 앉아 어깨너비보다 넓게 잡은 다음 양팔을 힘껏 밀어 최고지점 까지 올린다. 잠시 동작을 멈췄다가 서서히 저항을 느끼면서 처음 자세로 돌아간다.

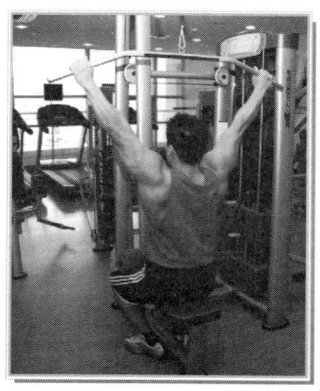
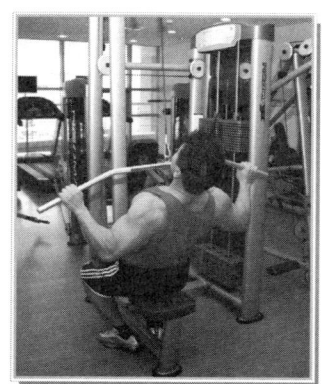

⑧ 랫 풀 다운(lat pull down)

머신에 앉아 그립을 넓게 잡고 상체를 약간 뒤로 고정시킨다. 이후 당기면서 숨을 들이마시고 처음으로 서서히 돌아가면서 숨을 내쉰다. 이때 상체가 심하게 흔들리지 않도록 주의한다.

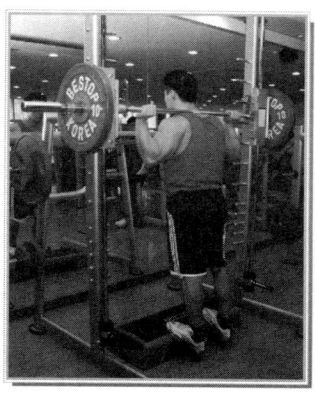
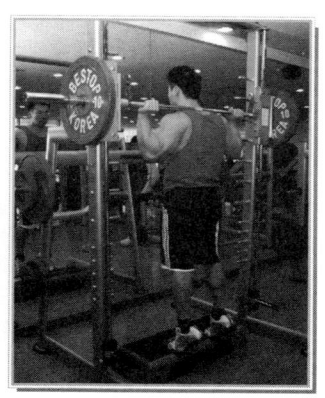

⑨ 카프 레이즈(calf raise)

카프 레이즈 기구에 서서 어깨를 패드 밑에 놓고 엄지발가락 밑 받침대에 자연스럽게 선 다음 발가락을 딛고 발목을 위로 젖혀 가능한 높이 일어선 다음 몸을 내려 발꿈치가 받침대보다 아래로 내려가게 한다.

(2) 덤벨을 이용한 근저항 운동

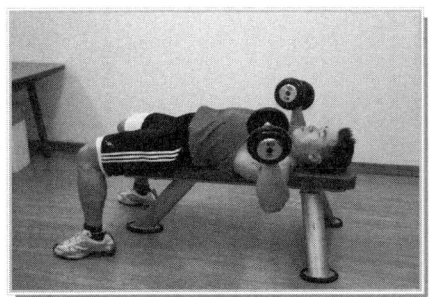 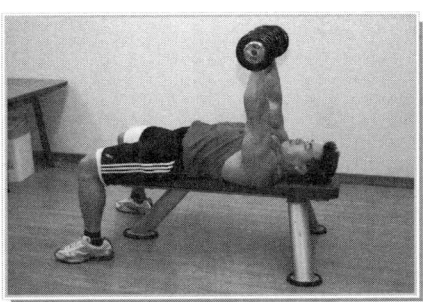

① 덤벨 벤치 프레스(dumbbell bench press)

머리와 어깨, 엉덩이가 벤치에 닿게 눕는다. 다리는 자연스럽게 벌리고 무릎은 직각으로 굽혀 편안하게 딛는다. 양손에 덤벨을 들고 가슴쪽에 위치해서 올릴 때 내쉬고 내릴 때 들이마신다. 이때 팔꿈치는 옆을 일직선으로 향하게 한다.

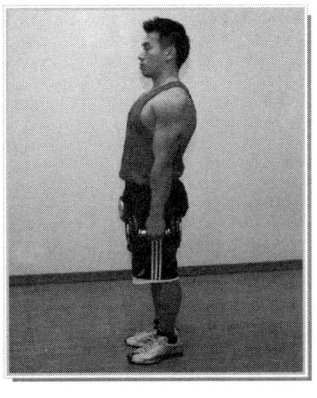 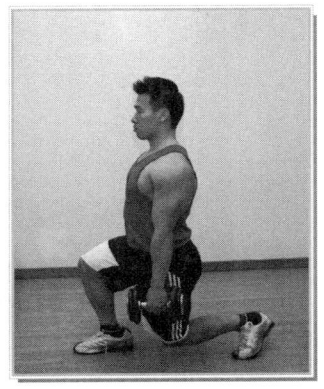

② 덤벨 런지(dumbell lunge)

덤벨을 양손에 들고 자연스럽게 선 후 한 발을 앞으로 내딛는다. 이때 앞발은 일직선상으로 나가지 말고 약간 벌린 상태를 유지한다. 그런 다음 앞발을 굽히면서 자연스럽게 뒤쪽다리의 무릎도 바닥에 닿을 정도로 굽힌다.

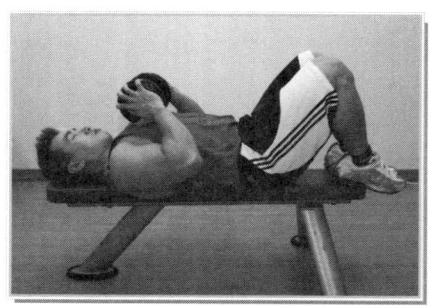 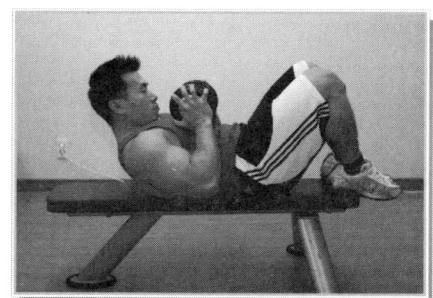

③ 싯 업(sit up)

덤벨을 양손으로 가슴 앞에서 잡고 누운 후 비교적 빠른 속도로 일어나면서 숨을 내쉰다. 이때 잡고 있는 덤벨이 몸에서 떨어지지 않도록 유의하고 이마가 무릎에 붙었을 때 잠깐 정지한 후 서서히 눕는다.

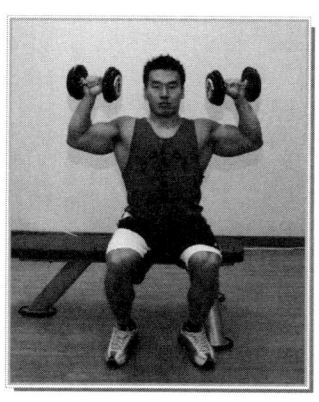 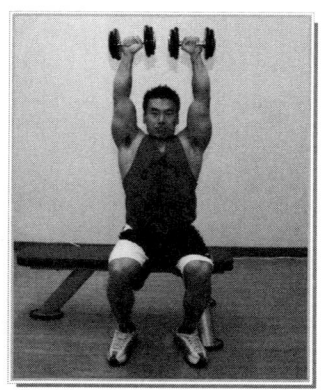

④ 덤벨 숄더 프레스(dumbbell shoulder press)

벤치에 직각으로 앉아 덤벨을 양손에 들고 어깨 옆으로 들어 준비하고 자연스럽게 머리 위로 밀어 올려 팔을 뻗으면서 숨을 내쉰다. 이때 덤벨이 부딪치지 않도록 주의하고 팔의 간격이 지나치게 벌어지지 않도록 한다. 무거운 중량은 팔꿈치가 어깨 밑으로 내려오지 않도록 한다.

건강관리를 위한 운동프로그램 **06**

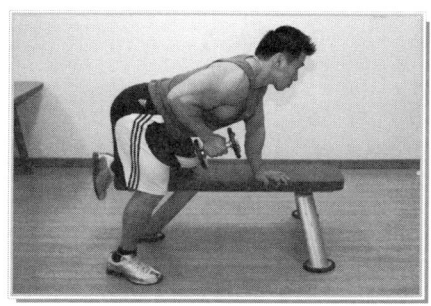
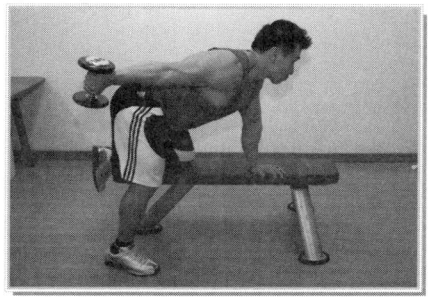

⑤ 덤벨 킥 백(dumbbell kick back)

한 손에 덤벨을 들고 플랫 벤치에 무릎을 대고 팔을 짚어 선다. 이때 덤벨을 들고 있는 쪽의 다리가 바닥에 닿아 있도록 하고 팔꿈치를 등과 일직선 또는 그보다 약간 높이 들어준다. 이후 팔꿈치는 고정하고 팔을 힘껏 뒤로 펴준 후 원래로 서서히 돌아오게 한다.

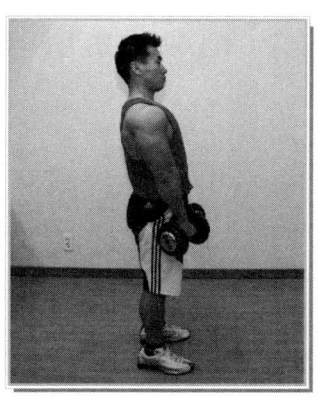
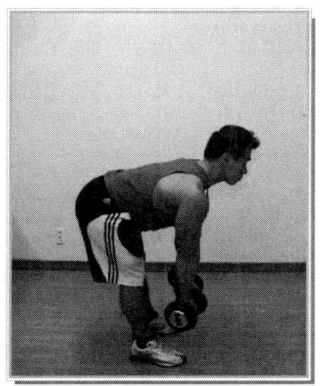

⑥ 덤벨 데드 리프트(dumbbell dead lift)

덤벨을 양손에 들고 자연스럽게 선 후 상체를 앞으로 숙인다. 이때 허리가 굽어 지지 않도록 집중하고 무릎도 약간 굽혀주어 안전한 자세를 취하도록 한다. 허리의 굽힘을 예방하기 위해 시선은 전방을 향하도록 한다.

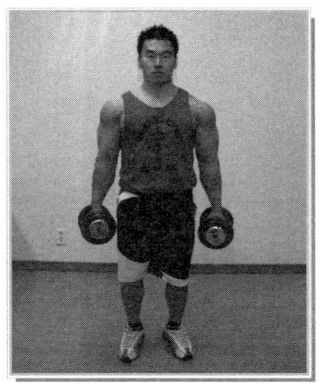 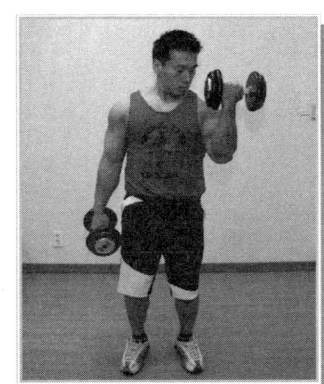

⑦ 얼터네이트 컬(alternate curl)

덤벨을 양손에 들고 자연스럽게 선 후 팔을 말아 올리면서 시선을 덤벨로 향하게 한다. 이때 올리면서 숨을 들이마시고 내시면서 내린다. 숙련되면 한 손씩하지 않고 동시에 번갈아 가면서 실시한다.

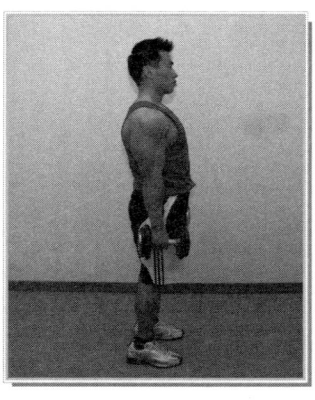 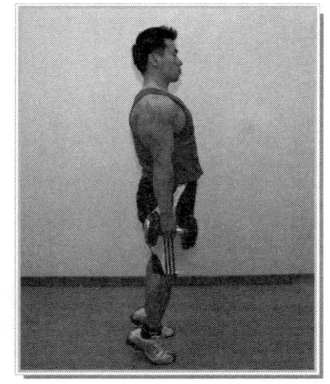

⑧ 스탠딩 카프 레이즈(standing calf raise)

덤벨을 양손에 들고 자연스럽게 선 후 엄지발가락 쪽으로 집중해서 뒤꿈치를 힘껏 들었다가 내리는 운동을 하는데, 내릴 때는 천천히, 올릴 때는 비교적 빠른 속도로 반복운동한다. 중심이 무너지지 않도록 주의하고 뒤꿈치가 가급적 바닥에 닿지 않도록 한다.

건강관리를 위한 운동프로그램 **06**

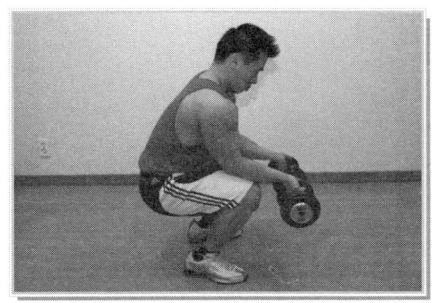 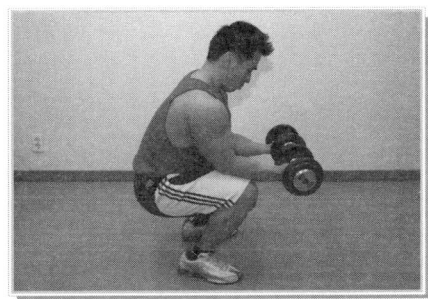

⑨ 덤벨 리스트 컬(dumbbell wrist curl)

덤벨을 양손에 들어 무릎위에 올리고 무릎을 직각으로 굽힌 다음 손을 펴서 덤벨을 아래로 내리고 다시 힘껏 말아 올린다. 이때 가동범위가 최대한 커지도록 주의한다.

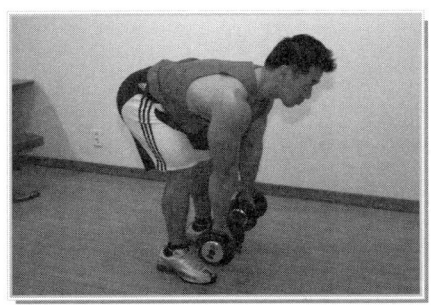 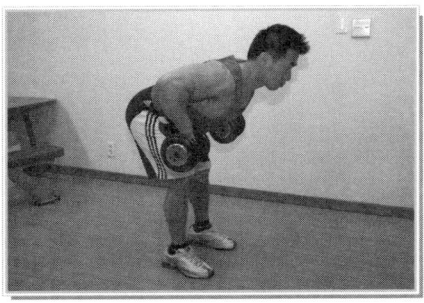

⑩ 덤벨 벤트 오버 로잉(dumbbell bent over rowing)

덤벨을 양손에 들고 상체를 굽힌 다음 팔을 떨어뜨린다. 그런 다음 숨을 들이마시면서 양팔을 허벅지를 타고 배쪽으로 자연스럽게 당겨준다. 이때 등이 구부러지거나 몸이 위아래로 심하게 흔들리지 않도록 주의한다.

(3) 튜빙을 이용한 근저항 운동

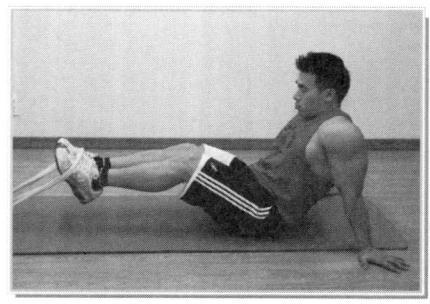 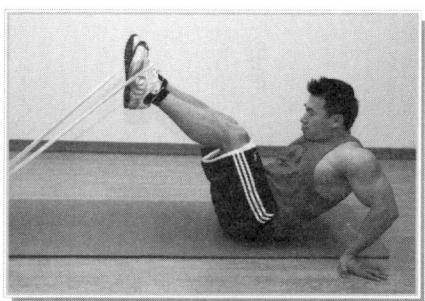

① 레그 레이즈(leg raise)

바닥에 양손을 짚고 앉은 후 발목에 튜빙을 걸어준다. 이때 튜빙은 아래쪽끝에 고정시키고 아래에서 위로 힘껏 들다가 정점에서 잠시 멈춘 후 서서히 처음으로 돌아간다.

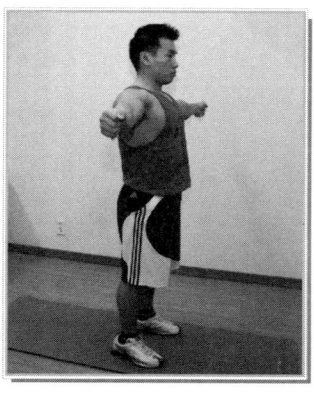 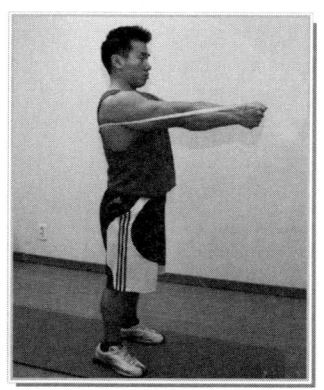

② 케이블 크로스 오버(cable cross over)

무릎을 굽히고 상체를 약간 앞으로 숙인 후 튜빙을 문에 고정하거나 어깨뼈(견갑골)에 둘러 양손에 펴서 잡는다. 이때 튜빙은 어느 정도 늘어나 있어야 크로스오버를 할 때 가슴에 강한 자극이 주어진다. 또한 양손을 모은 상태에서 가급적 두 팔을 앞으로 뻗어 주면 더욱 강한 자극이 주어진다.

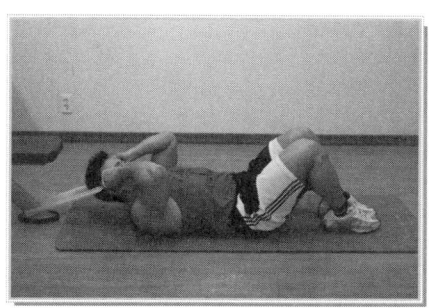 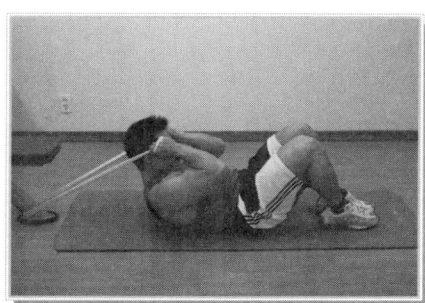

③ 크런치(crunch)

무릎을 굽히고 누운 자세로 바닥에 고정된 튜빙을 양손으로 잡는다. 상체 윗부분만 들어올려 잠시 멈춘 후 서서히 처음으로 돌아간다.

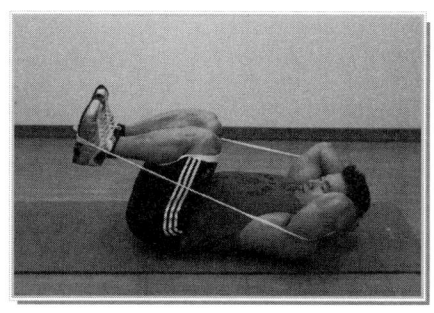 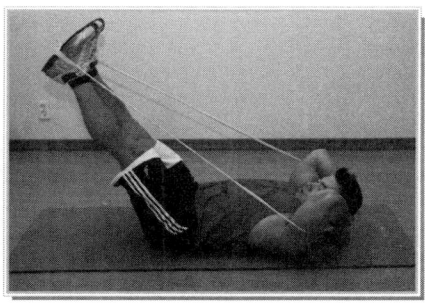

④ 레그 프레스(leg press)

누운 자세로 양손에 튜빙을 잡고 발에 걸어 발을 직각으로 굽힌다. 이후 양 무릎을 곧게 앞으로 뻗은 후 서서히 처음으로 돌아간다.

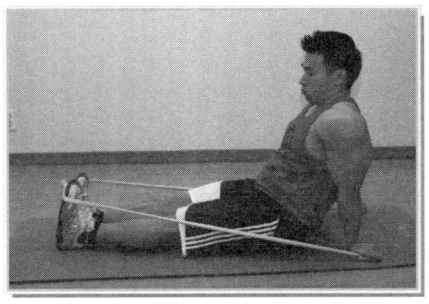 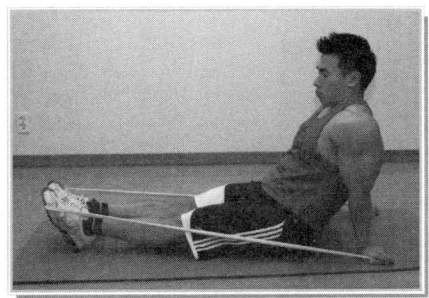

⑤ 토 프레스(toe press)

앉은 자세로 발가락의 발허리뼈에 튜빙을 걸친다. 발가락을 힘껏 밀었다가 잠시 멈춘 후 서서히 처음으로 돌아간다.

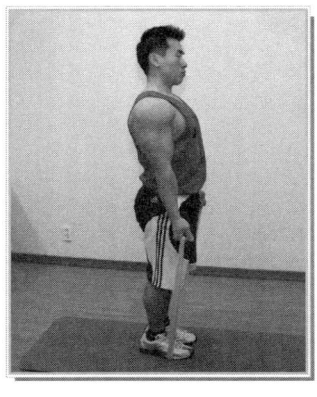 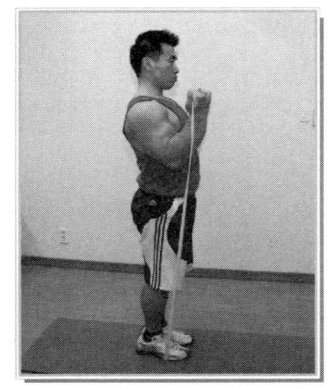

⑥ 암 컬(arm curl)

튜빙을 밟고 선 자세로 양손을 뻗어 튜빙을 잡은 다음 팔꿈치와 어깨를 고정하고 팔을 굽힌 상태에서 잠시 멈춘 후 서서히 처음으로 돌아간다.

건강관리를 위한 운동프로그램 **06**

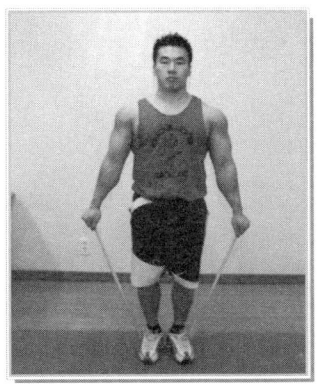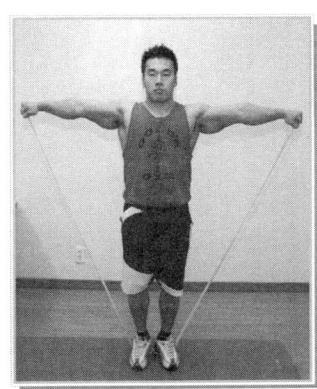

⑦ 사이드 레이즈(side raise)

튜빙을 밟고 선 자세로 양손을 뻗어 튜빙을 잡는다. 이후 양 팔의 팔꿈치를 약간 굽힌 상태로 어깨 위까지 힘껏 들어올린 후 잠시 멈추었다가 서서히 처음으로 돌아간다.

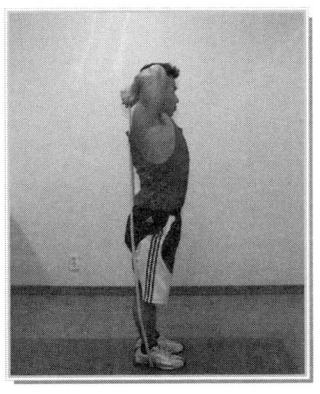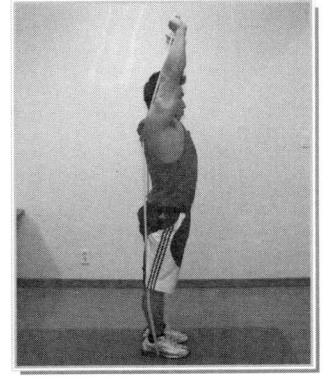

⑧ 오버헤드 익스텐션(overhead extension)

튜빙을 밟고 선 자세에서 머리 뒤로 튜빙을 잡은 다음 팔꿈치를 고정하고 머리 위로 팔을 펴서 잠시 멈춘 후 서서히 처음으로 돌아간다. 내려올 때는 팔꿈치가 벌어지지 않도록 집중해서 반복운동한다.

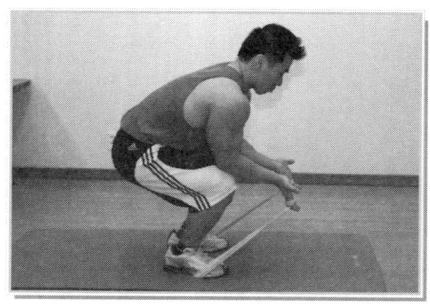 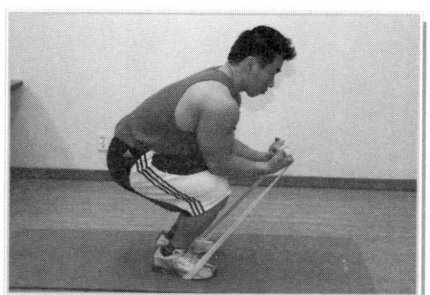

⑨ 리스트 컬(wrist curl)

무릎을 직각으로 굽혀 튜빙을 고정하여 앉은 후 양손목을 아래로 젖히고 튜빙을 잡은 다음 손목을 위로 젖히면서 말아 쥐고나서 잠시 멈춘 후 서서히 처음으로 돌아간다.

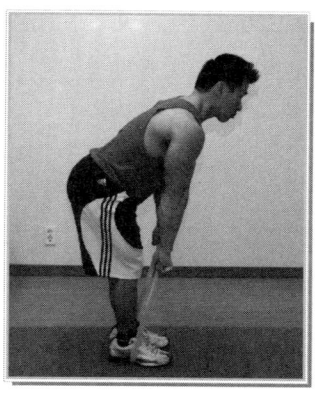 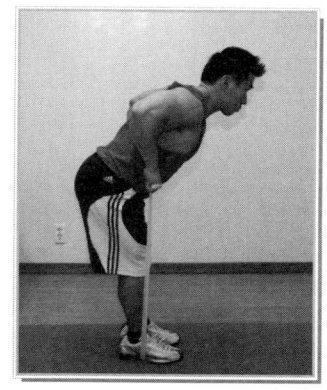

⑩ 벤트 오버 로잉(bent over rowing)

상체를 굽히고 튜빙을 발로 고정시킨 다음 양손으로 튜빙을 잡는다. 그런 다음 팔을 몸쪽 가까이 뒤로 당겨 잠시 멈춘 후 서서히 처음으로 돌아간다. 팔이 심하게 벌어지지 않도록 주의하고 상체를 굽혔다 폈다 하지 않도록 고정한다.

(4) 맨몸을 이용한 근저항운동

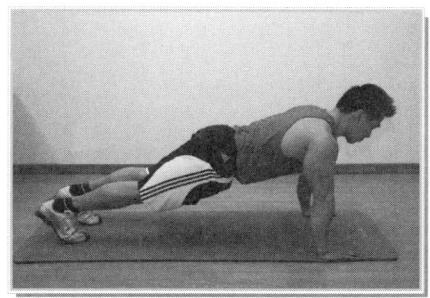 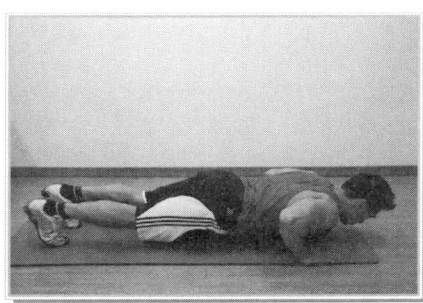

① 푸시 업(push up)

다리를 곧게 뻗고 손을 짚고 엎드린다. 이때 양손의 간격은 넉넉하게 해준다. 팔을 굽혀 내려가면서 숨을 들이마시고 잠시 멈춘 다음 처음으로 돌아간다.

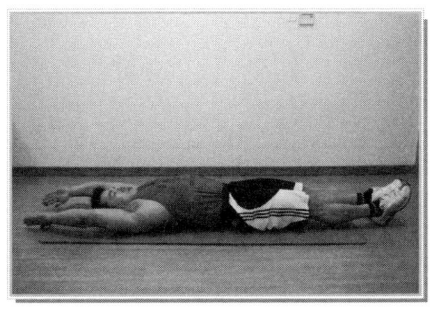 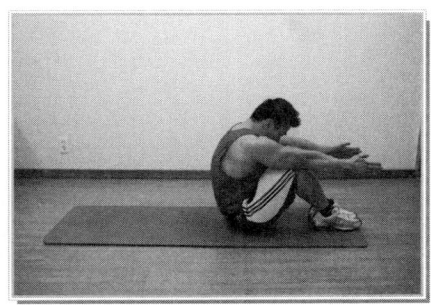

② 바디 롤링(body rolling)

양손과 발을 최대한 늘인 후 바닥에 눕는다. 이후 호흡을 내쉬면서 몸을 말아 가슴과 허벅지와 붙은 지점까지 말아준다. 처음으로 돌아갈 때는 매우 천천히 돌아간다.

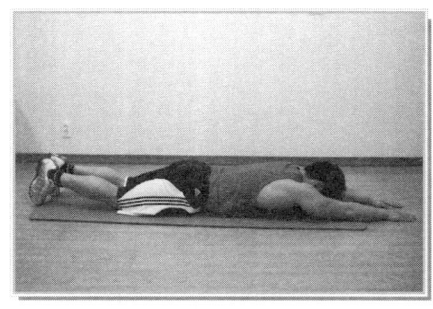 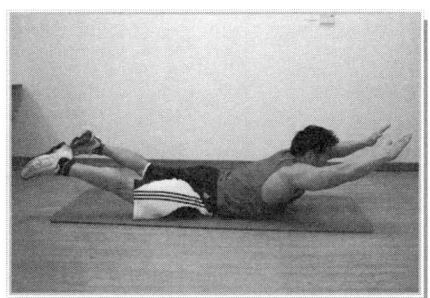

③ 백 익스텐션(back extension)

슈퍼맨이 나는 자세처럼 양팔을 직각에 가깝게 굽히고 바닥에 엎드린 후 숨을 마시면서 상체를 힘껏 뒤로 젖히고 팔다리를 들어준다.

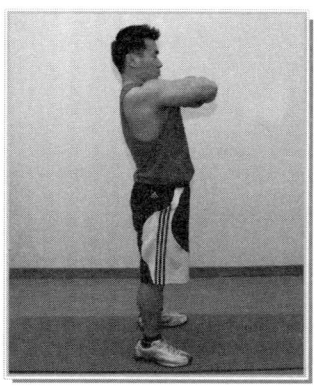 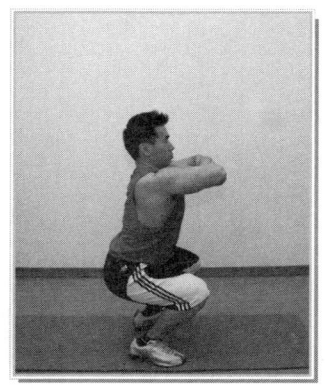

④ 프론트 스쿼트(front squat)

스쿼트 운동 시 무게중심이 비교적 앞쪽에 있기 때문에 중심을 조절하기 쉽다. 발가락을 가지런히 놓고 보폭은 어깨너비로 벌리고 선다. 팔은 팔장을 끼고 어깨 높이로 들어주고 서서히 의자에 앉는다. 이때 무릎이 발가락보다 앞으로 나가거나 무릎이 안쪽으로 모이면 관절의 상해가 발생할 수 있으므로 주의해야 한다.

건강관리를 위한 운동프로그램 **06**

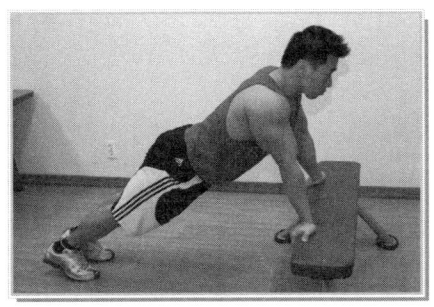 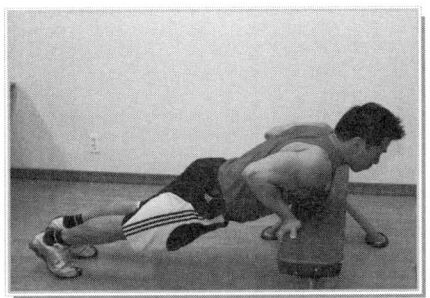

⑤ 리버스 핸드 푸시 업(reverse hand push up)

양손의 손끝이 발쪽으로 향하게 하고 무릎을 곧게 펴서 엎드린다. 손의 위치는 가슴이 아니라 가슴아래와 허리 사이에 위치시킨다. 숨을 들이쉬면서 서서히 내려가 잠시 멈춘 후 처음으로 돌아간다.

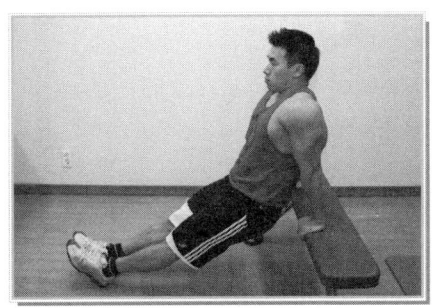 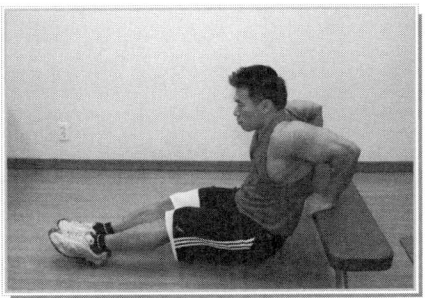

⑥ 리버스 푸시 업(reverse push up)

양손을 벤치에 대고 두 다리를 모아 앞에 놓는다. 이때 두 무릎은 약간 굽힌 자세를 유지하고 양팔을 굽혀 잠시 멈춘 후 처음으로 돌아간다. 양팔의 간격은 좁지 않게 와이드 간격으로 벌려 벤치를 잡는다.

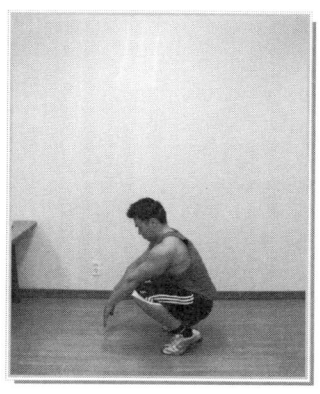 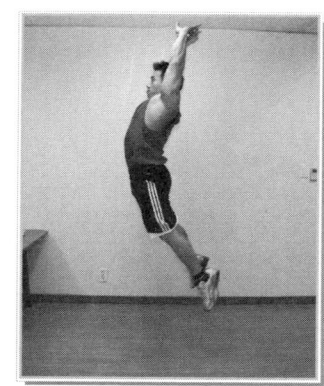

⑦ 점핑 스쿼트(jumping squat)

뒤꿈치를 바닥에 대지 않고 쪼그려 앉는다. 이때 무릎은 반드시 몸 밖으로 벌려준다. 이후 양팔을 올리고 동시에 일어서면서 힘껏 바닥을 차서 위로 도약한다. 이때 무릎은 반드시 곧게 펴준다. 그런 다음 바닥에 다시 앉는데 이때도 반드시 뒤꿈치가 바닥에서 떨어져야 한다. 만약 뒤꿈치가 닿는다면 허벅지운동이 된다.

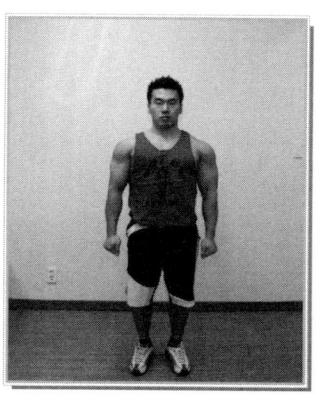 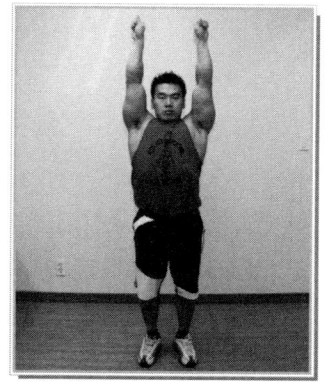

⑧ 세드 레이즈(said raise)

양팔을 몸옆에 두고 팔을 구부리지 않은 채 계속해서 위로 올렸다 내려준다. 덤벨같은 중량을 가지고 운동하는 것이 효과적이지만 맨손으로 할 경우에는 최대한 근육을 수축시킨다는 느낌으로 서서히 반복운동을 한다.

건강관리를 위한 운동프로그램 **06**

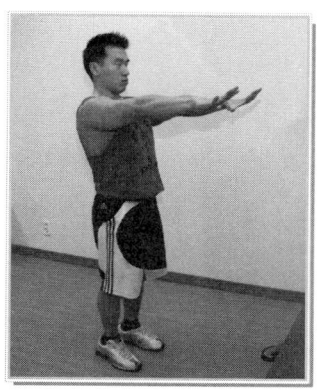
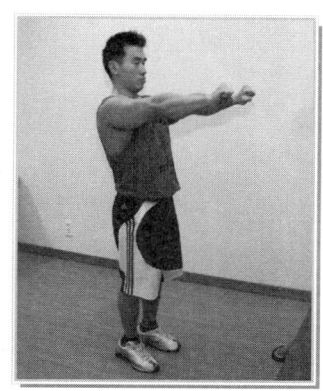

⑨ 그리핑(gripping)

손바닥을 펴고 양손을 뻗어 가슴 앞에 위치시킨 후 숨을 내쉬면서 강하게 손가락을 말아쥐고 다시 숨을 들이쉬면서 강하게 손가락을 펴준다. 비교적 강하고 빠른 속도로 실시해야 아래팔(전완)을 긴장시킬 수 있다.

2 호흡 순환기능 지구력 트레이닝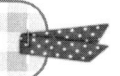

호흡순환기능의 향상을 위해서는 장시간 운동할 수 있도록 근활동을 위한 에너지원의 축적과 회수기전의 향상을 꾀해야 하고 영양소와 산소를 조직에 운반하는 혈관망을 발달시켜야 한다. 또한 심근의 비대를 꾀하여 기능을 강화시키고 폐를 중심으로 산소를 많이 흡입하고 환산하는 능력을 향상시켜야 한다.

이러한 호흡순환기능의 운동에 의한 적응을 위해서는 무산소 트레이닝으로 근육 또는 혈액의 젖산농도감소를 통한 무산소성 역치의 수준을 증가시켜야 하며, 유산소 트레이닝을 통하여 산소운반계와 산소소비계의 총합된 기능이 지속작업에 적합하도록 해야 한다. 이것은 폐와 심장, 그리고 혈관기능의 연동작용에 관계되는데, 최대산소섭취능력의 향상은 폐의 확산능력을 증가시키고 심박출량을 증가시켜 산화에너지를 증대시킨다(채홍원, 1996).

1) 운동강도 설정방법

호흡순환기능의 향상을 위한 강도는 심박수(HR), 최대산소섭취량(VO_2max), 대사당량(METs), 단위시간의 질주속도(m/min), 운동자각도(RPE) 등으로 결정할 수 있다. 이와 같은 내용은 5장에서 일부 언급하였으며, 호흡순환기능의 개선을 위한 운동강도를 설정하는 방법은 다음과 같다.

〈목표심박수(target heart rate) 설정방법〉

THR=[(HRmax−HRrest)×0.7+HRrest

여유심박수=(HRmax−HRrest), 최대심박수=(220−years), 0.7=운동강도

체력관리를 위한 THR은 150bts/min 이상이 되어야 바람직하다.

〈최대산소섭취량(VO_2max/mL/kg)의 백분율 설정방법〉

최대산소섭취량은 운동부하검사를 통해 알 수 있다.

일반인 : 70%VO_2max

중장거리 : 85~95%VO_2max

체력관리를 위한 VO_2max(mL/kg)은 70% 이상이 되어야 바람직하다.

〈대사당량(METs)을 이용한 운동강도 설정방법〉

1 METs=1분 간 산소 3.5mL/kg를 사용하는 운동강도(기초대사량)

5 METs 이하=노약자의 운동강도

7 METs 이하=건강한 노인의 운동강도

8-10 METs=파워워킹이나 매우 가벼운 조깅

12 METs=조금 힘든 수준의 조깅

체력관리를 위한 METs는 10~12 정도가 바람직하다.

〈운동자각도(RPE)를 통한 운동강도 설정방법〉

스웨덴의 심리학자인 Gunnar Borg가 자신의 운동부하가 어느 정도 힘든가를 주관적으로 평가하여 언어적으로 표현한 것으로, 심리적으로 느끼는 주관적 강도를 객관적인 생리적 변인으로 정량화하여 운동자각도(rating of perceived exertion : RPE)라고 하였다. 최대운동부하검사 훈련 시 사용되어온 운동자각도는 15단계를 심박수를 통해 살펴본 것으로, 각 단계에 10을 곱하면 운동 중 심박수에 근접한다.

2) 휴식시간과 방법

휴식시간과 방법은 운동시간과 강도에 따라 달라지며, 다음과 같이 살펴 볼 수 있다.

① 중장거리 러닝 트레이닝은 하루 반 이상의 수면과 영양보급의 조화를 통한 완전휴식을 한다.
② 반복 트레이닝은 운동부하와 휴식에 따라 조절하는데, 대개 10~12분 휴식하는 형태의 운동을 4~5회 반복 후 장시간의 완전휴식을 한다.
③ 인터벌 트레이닝은 불완전휴식에 의한 구조 회복으로 운동시간과 그에 따른 에너지체계에 맞게 각각 시간을 조절하여 준다. 이때는 휴식시간을 줄이고 반복횟수를 늘여가므로 운동능력을 향상시킨다.

3) 트레이닝 반복횟수와 빈도

트레이닝 반복횟수와 빈도는 운동지속 시간과 거리에 따라 달라질 수 있으며 장거리 질주 운동은 1일 20~60분 정도 지속 질주를 하고 반복 트레이닝은 5분이나 10분 정도 운동하고 휴식을 취하는 형태를 3~5회 정도 실시한다. 인터벌트레이닝은 1일 10~20회 반복한다. 운동빈도는 주 5~6일 빈도로 거의 매일 지속하는 것이 효과적이나 최소 3일 격일제로 실시하는 것이 바람직하다.

4) 호흡순환 지구력 향상을 위한 트레이닝 방법

(1) 지속 트레이닝(continuity training)

70% VO_2max 이상에서 all out 될 때까지 지속적으로 운동을 수행하는 것이 바람직하다. HR은 140~180bts/min이 되어야 한다. 시간은 매일 30분 이상을 오전/오후로 나누어 1일 2회 달리는 것이 효과적이다.

(2) 파틀렉 트레이닝(fartlek training)

자연의 변화, 즉 숲, 도로, 잔디밭, 언덕길, 산길 등의 변화 있는 환경을 트레이닝 주로로 이용하여 일정한 페이스로 달리는 방법이다. Lydiard(1972)는 일정한 페이스의 유산소성 트레이닝으로 심장과 근육의 지구력을 발달시켜 심장의 기능강화에 목적을 둔 트레이닝이라고 하였다. 이 트레이닝은 스스로의 개별성을 고려하면서 자신이 원하는 에너지소모로서 트레이닝강도를 마음대로 조정할 수 있는 장점을 가지고 있다.

(3) 인터벌 트레이닝(interval training)

인터벌 트레이닝은 운동부하와 휴식을 계통적으로 교대시킨 방법으로 전신지구력 향상에 좋은 훈련방법이다. 인터벌 트레이닝의 생리적 효과는 운동중은 물론 휴식기에도 불완전휴식을 취함으로써 심박출량의 증가를 나타내는데, 이것은 심장의 지속적인 활동으로 부하가 주어진다는 것이다. 그에따라 무산소 상태와 유산소 상태를 교대로 일으켜 근육의 화학적 변화를 개선하여 산소부채능력을 향상시킬 수 있으며, 폭발적인 운동을 하므로 근력증강에도 도움이 될 수 있다.

인터벌 트레이닝은 간헐적 운동을 실시하는 만큼 운동 중의 에너지시스템이 지속적 운동과 다르게 작용한다. 즉 운동 시 비교적 젖산시스템에 의한 에너지 공급이 적어 젖산의 축적이 적고, 그만큼 피로가 덜해진다. 또한 구조 인터벌로 인해 단절된 질주운동은 피로축적이 적게 나타나고 휴식 시 유산소운동을 통해 ATP-PC시스템의 회복을 높여주어 운동을 반복할 수 있게 한다.

이러한 인터벌 트레이닝의 휴식인터벌은 향상시키고자 하는 에너지시스템에 따라 휴식구조 휴식과 운동구조 휴식으로 나누어진다.

첫째, 휴식구조 휴식은 완전히 쉰다는 개념보다는 가볍게 몸을 움직이거나 걷는 정도를 말하는 것으로 여기에는 ATP-PC와 O_2시스템이 속한다.

둘째, 운동구조 휴식은 가벼운 정도의 조깅 정도로 휴식을 취하는 것으로

건강관리를 위한 운동프로그램 06

LA시스템이 여기에 속한다.

휴식의 형태는 회복에서 간헐적 트레이닝의 ATP-PC시스템이 에너지능력을 향상시키는 데 필요한 자극을 적절히 주며 젖산시스템을 통해 공급되는 에너지양을 크게 감소시켜 피로현상을 늦추게 하는 데 도움이 된다.

인터벌 트레이닝 처방에서 살펴보아야 할 점은 어느 에너지시스템을 사용할 운동형태를 선정하고 그 운동형태에 따라 정확한 동작으로 실시해야 하며, 적절한 운동인터벌 트레이닝의 속도와 거리를 정하고, 적절한 세트수와 마지막으로 결과에 따라 프로그램 전반에 걸쳐 강도를 증가시킨다. 그에 따른 프로그램 지침은 아래의 Fox와 Mathews(1974)의 표에서 볼 수 있다.

표 6-3 트레이닝 시간에 기초한 인터벌 트레이닝 프로그램 편성 지침

(A) 운동 활동영역	(B) 에너지 시스템	(C) 트레이닝 시간(분:초)	(D) 운동 반복횟수	(E) 운동 세트수	(F) 세트 반복횟수	(G) 운동- 휴식비	(H) 구조인터벌 의 형태
1	ATP-PC	0:10	50	5	10	1:3	휴식운동 (걷기, 굴신운동)
		0:15	45	5	9	1:3	
		0:20	40	4	10	1:3	
		0:25	32	4	8	1:3	
2	ATP-PC- LA	0:30	25	5	5	1:3	운동구조 (가벼운 운동, 조깅)
		0:40~0:50	20	4	5	1:3	
		1:00~1:10	15	3	5	1:3	
		1:20	10	2	5	1:2	
3	LA-O_2	1:30~2:00	8	2	4	1:2	운동구조
		2:10~2:40	6	1	6	1:2	운동구조
		2:50~3:00	4	1	4	1:1	휴식구조
4	O_2	3:00~4:00	4	1	4	1:1	휴식구조
		4:00~5:00	3	1	3	1:1/2	

3 유연성 향상을 위한 트레이닝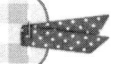

유연성은 관절의 가동범위를 말하는데 유연성이 뛰어나다는 것은 관절의 가동범위가 넓다는 것을 의미한다. 따라서 관절의 가동범위에 영향을 미치는 요소는 뼈와 뼈를 연결하는 인대와 근육과 뼈를 연결하는 힘줄(건), 그리고 근육과 근막의 탄성 등 여러 가지 요소가 관련되어 유연성을 결정하게 된다.

이러한 유연성 향상을 위한 방법으로는 스트레칭이 가장 많이 사용되는데, 여기서는 이러한 스트레칭방법에 대하여 살펴보겠다.

스트레칭은 일정한 관절의 가동범위를 신장시킨 다음 일정시간동안 그 상태를 유지하는 동작으로 근육의 반사적 수축이 감소하고 서서히 신장되는 운동으로 비교적 안전하고 가장 일반적으로 사용되는 방법이다.

스트레칭 일상생활 중에 움직이는 관절의 가동범위를 약간 초과하는 수준에서 시작한다. 즉 근긴장(muscle tension)의 느낌이 부드러운 수준에서 시작하여 점점 불편한 수준으로 진행된다.

스트레칭의 운동빈도는 1일 2회 정도 실시하는 것이 바람직하며, 매일 실시하는 것이 효과적이다. 그러나 시간이 할애되지 않을 때는 하루의 생활 중에서 수시로 스트레칭하는 것이 좋으며, 매일할 수 없는 경우에는 주 3~4일 이상 실시해야 한다. 스트레칭시간은 해당부위와 운동형태에 따라 달라질 수 있지만, 일반적으로 1회 실시하면 10~30분의 시간이 바람직하다. 각 동작은 10초에서 실시하여 60초까지 가동범위를 넓혀서 정지할 수 있도록 시간을 증가시킨다.

실제 스트레칭은 운동종목에 따라 주로 사용하는 신체부위를 스트레칭하는 것이 바람직하다. 그러나 운동을 하지 않을 경우에도 스트레칭을 하는 것이 좋다. 즉 일상생활에서 목뒤의 뻐근함이나 오십견 등의 어깨통증, 손목과 발목 저림 등의 현상이 있을 때 주기적으로 스트레칭하면 통증의 예방과 기능의 호전을 꾀할 수 있다. 그래서 장소에 구애받지 않고 누구나 쉽게 할 수 있는 스트레칭을 소개하고자 한다.

건강관리를 위한 운동프로그램 **06**

(1) 상체 스트레칭

① 손목폄근 스트레칭

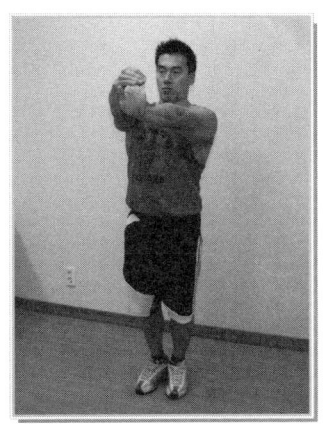

손바닥이 보이도록 손목을 젖힌 후 반대 손으로 젖힌 손의 손가락 중간마디를 잡고 뒤로 당긴다.

② 손목굽힘근 스트레칭

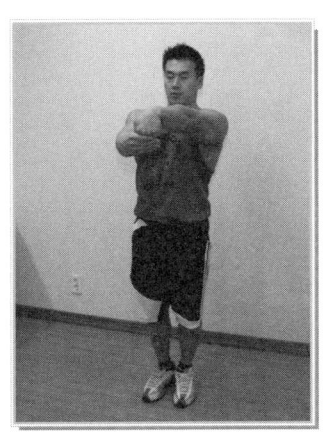

손등이 보이도록 손목을 젖힌 후 반대 손으로 젖힌 손의 손가락 첫마디를 잡고 뒤로 당긴다.

③ 어깨(어깨세모근) 스트레칭

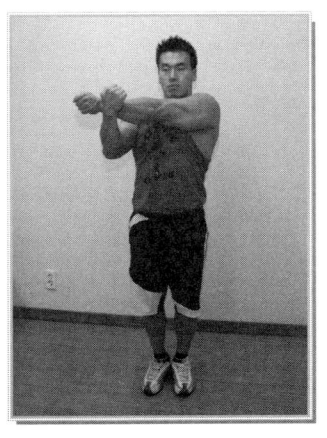

한 팔은 곧게 몸 앞으로 편 후 다른 손으로 팔꿈치 위나 아래팔(전완)을 잡고 몸쪽으로 당겨서 어깨를 스트레칭한다.

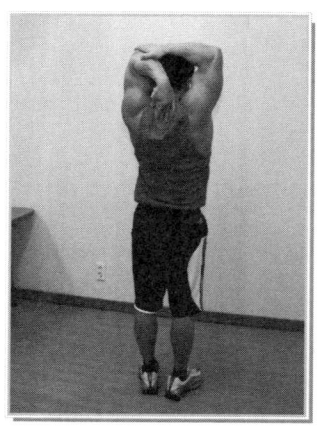

④ 어깨(세갈래근) 스트레칭

한 팔을 굽혀 머리뒤로 젖힌 후 다른 손으로 팔꿈치를 잡고 잡은 손 방향으로 당겨서 스트레칭한다.

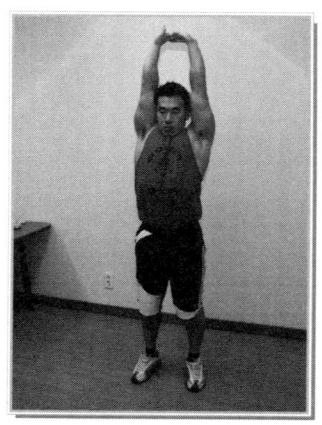

⑤ 어깨(윗부분, 넓은등근) 스트레칭

두 손을 깍지 껴서 잡은 후 손목을 비틀어 위로 힘껏 밀어올린다.

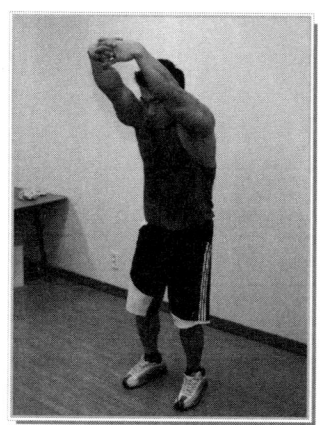

⑥ 어깨(가시아래근, 넓은등근) 스트레칭

무릎을 약간 굽히고 두 손을 깍지껴서 잡은 후 손등이 60° 윗방향으로 올라오도록 힘껏 밀어올린다.

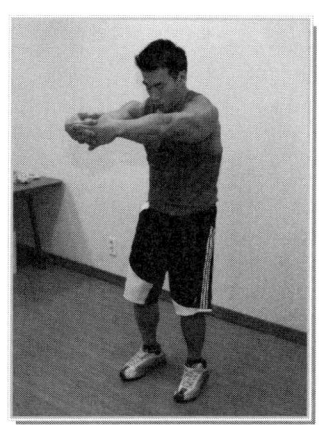

⑦ 어깨(가시위근, 작은·큰원근) 스트레칭

무릎을 약간 굽히고 두 손을 깍지 껴잡은 후 손등이 전방으로 보이게 하여 힘껏 밀어 등을 최대한 굽히게 한다.

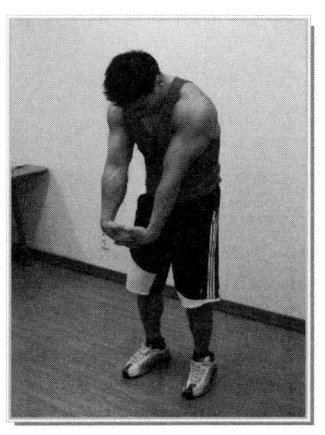

⑧ 어깨(승모근, 극하근) 스트레칭

무릎을 약간 굽히고 두 손을 깍지 껴잡은 후 손 45° 아래방향으로 내려가게 힘껏 밀어 올린다.

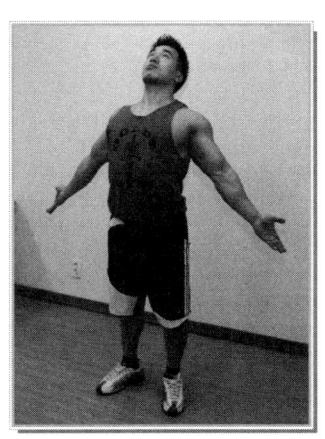

⑨ 가슴 스트레칭

자연스럽게 선 자세에서 머리를 약간 위로 젖히면서 양팔을 힘껏 뒤로 젖혀 가슴을 내밀어 준다.

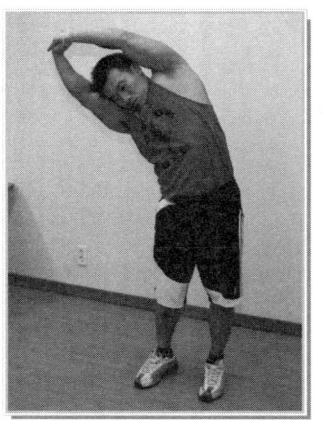

⑩ 옆구리 스트레칭

한쪽손의 손목을 젖히고 반대손으로 손등을 잡은 후 손목을 젖힌 반대쪽으로 몸을 기울이면서 손등을 힘껏 잡아당긴다. 이때 위팔의 팔꿈치가 구부러지지 않도록 한다.

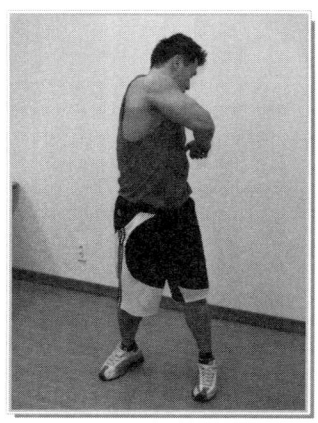

⑪ 속·바깥빗근 스트레칭

자연스럽게 선 자세에서 한 손은 엉덩이의 엉덩뼈능선 윗부분을 잡고 다른 손으로는 뒤로 힘껏 돌려 속·바깥빗근의 스트레칭을 한다.

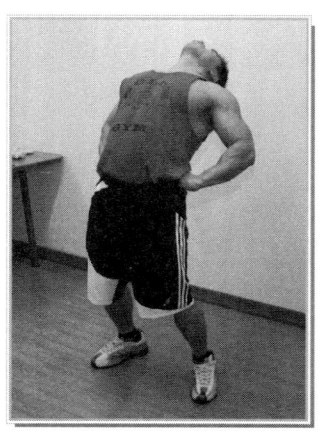

⑫ 가슴, 배곧은근 스트레칭

자연스럽게 선 자세에서 양손을 엉덩뼈능선 윗부분에 올리고 허리와 머리를 뒤로 젖힌다.

건강관리를 위한 운동프로그램 06

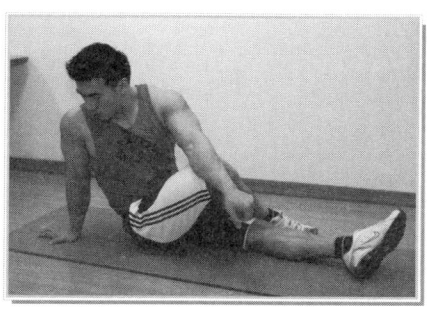

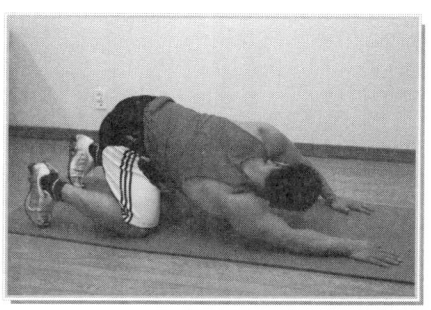

⑬ 척추세움근 스트레칭

한쪽 다리를 꼬아 앉은 다음 한 팔은 무릎을 고정시키고 다른 손은 힘껏 잡아당겨 몸통이 최대한 회전하도록 한다.

⑭ 어깨관절 스트레칭

엉덩이를 세우고 앉아 양팔을 앞으로 곧게 펴준다. 이후 한쪽 어깨를 누르면서 몸을 비틀어 준다.

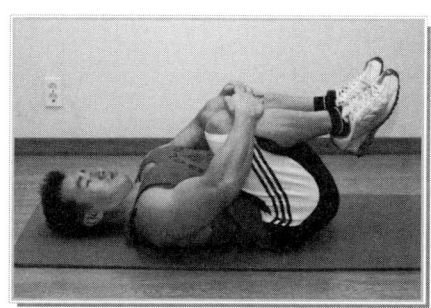

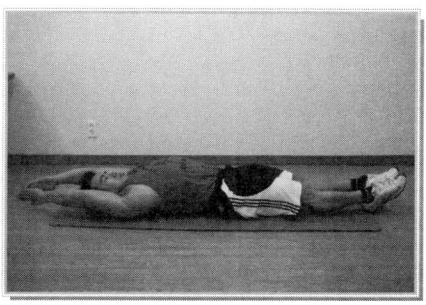

⑮ 등근육 스트레칭

등 전체가 바닥에 닿도록 누운 후 양손으로 무릎을 모아 가슴쪽으로 힘껏 당겨 등 근육전체를 펴준다.

⑯ 전신 스트레칭

양손을 깍지껴서 몸을 최대한 위아래로 늘인다는 느낌으로 편다. 이때 엉덩이, 발목, 배, 등, 어깨, 팔, 손목 등 신체 전체에 힘을 주어 늘인다.

(2) 하체 스트레칭

① 종아리(앞정강근) 스트레칭

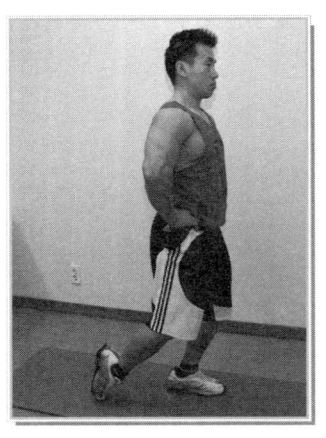

한 다리를 종아리앞쪽이 펴지도록 세운 후 다른 무릎을 약간 굽힌 다음 눌러서 앞정강근을 스트레칭한다.

② 종아리(장딴지근) 스트레칭

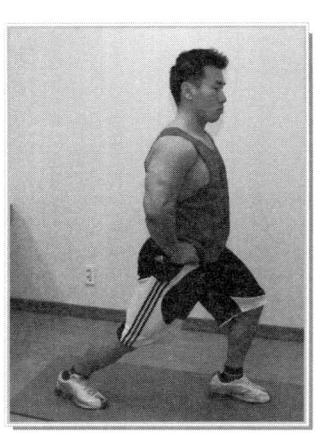

한 발을 앞으로 굽히고 뒷발의 뒤꿈치를 바닥에 붙인 후 앞다리의 무릎을 더 굽혀주어 종아리를 스트레칭한다.

③ 허벅지(넙다리네갈래근) 스트레칭

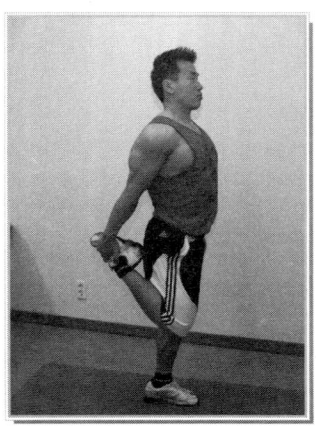

한 발을 양손으로 잡은 후 지탱하고 있는 다리의 뒤로 벌리지 않고 당겨서 스트레칭한다.

건강관리를 위한 운동프로그램 **06**

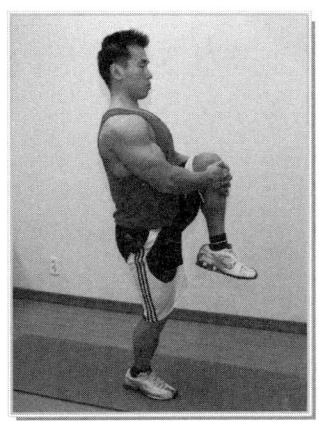

④ 허벅지(넙다리두갈래근) 스트레칭

한 발의 무릎을 굽혀 양손을 사용해 몸 쪽으로 힘껏 잡아 당겨 두갈래근을 스트레칭한다.

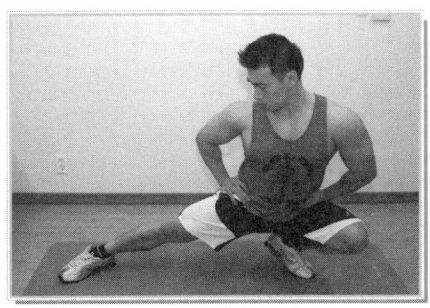

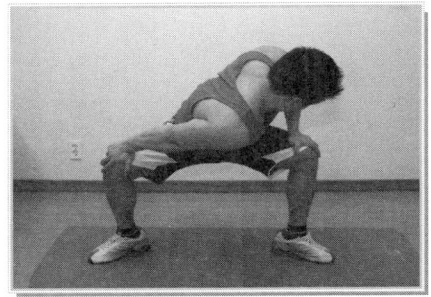

⑤ 허벅지(가쪽넓은근) 스트레칭

한 발을 가쪽으로 최대한 뻗은 후 발을 바닥에 붙인 상태로 체중을 반대쪽 아래방향으로 전달한다.

⑥ 허벅지(모음근) 스트레칭

양 다리를 최대한 벌린 후 무릎을 직각으로 굽히고 팔로 고정한 상태에서 한 쪽어깨를 밀어넣어 모음근을 스트레칭한다.

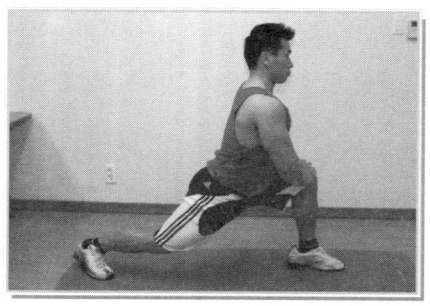 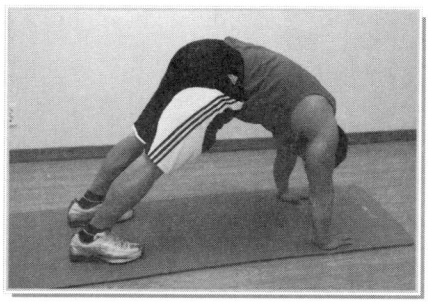

⑦ 허벅지(샅굴부위) 스트레칭

한쪽 다리를 최대한 넓게 무릎을 세워 굽히고 체중을 아래방향으로 전달한다.

⑧ 종아리(양쪽) 스트레칭

양쪽 무릎을 펴고 양손 앞으로 넓게 짚어준다. 이때 뒤꿈치가 바닥에서 떨어지지 않도록 한다.

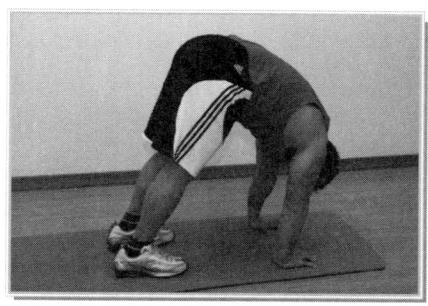 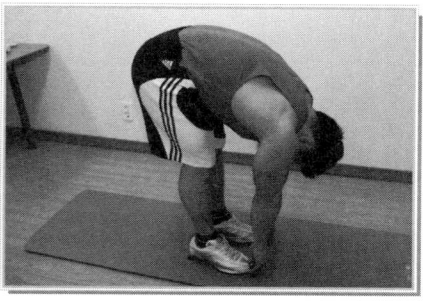

⑨ 뒷무릎(오금) 스트레칭

양쪽 종아리 스트레칭과 동일한 자세에서 보폭을 앞으로 한발 정도 나와준다.

⑩ 엉덩이 스트레칭

양손으로 발가락을 잡은 후 무릎을 굽힌 상태에서 서서히 무릎은 펴고 상체를 아래로 굽혀주면서 스트레칭한다. 이때 무릎이 구부러지지 않도록 한다.

건강관리를 위한 운동프로그램 **06**

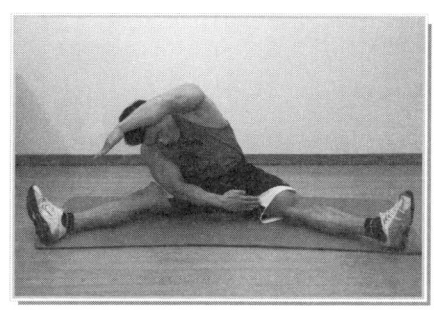

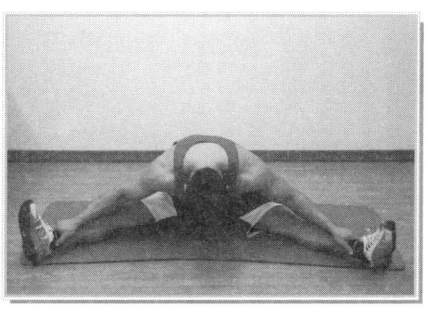

⑪ 넙다리두갈래근 스트레칭

양쪽 다리를 최대한 벌려 앉은 후 한쪽 다리 위로 체중을 전달한다. 이때 한 손은 힘을 빼고 자연스럽게 아래에 다른 손은 머리위로 올려준다.

⑫ 모음근 스트레칭

양쪽 다리를 최대한 벌려 앉은 후 양손을 뒤꿈치 아래로 넣고 상체를 최대한 앞으로 숙여 가슴이 바닥에 닿게 한다.

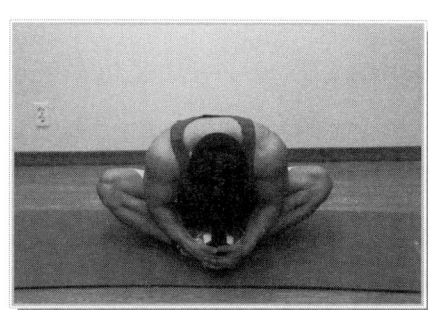

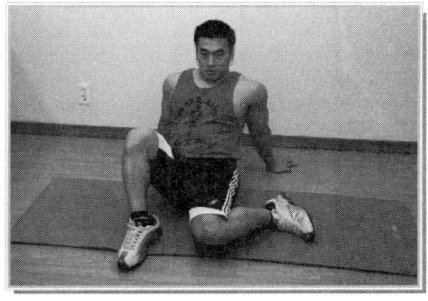

⑬ 엉덩관절(모음근) 스트레칭

양발을 붙이고 다리를 모아 몸 쪽으로 최대한 당긴 후 상체를 서서히 앞으로 굽혀서 다리에 닿도록 당겨준다.

⑭ 엉덩관절(넙다리빗근, 궁둥구멍근) 스트레칭

양 다리를 굽혀 벌려 세운 후 한 다리는 그대로 고정하고 다른쪽 다리의 무릎이 바닥에 닿도록 눌러준다. 이때 반대쪽 다리는 반드시 세워서 그대로 유지하도록 한다.

4 플라이오메트릭 트레이닝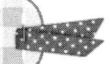

플라이오메트릭 트레이닝은 근신경계, 반응시간, 근육의 탄력성, 골지힘줄기관의 발달을 위한 방법이다. 플라이오메트릭 트레이닝은 신전근에 부하를 가하자마자 바로 단축성 수축을 할 수 있는 원리를 이용한 것으로, 이러한 반사적 요소는 주로 근방추활동에 의해 이루어진다. 근방추는 고유수용성 감각기관으로서 신전의 속도와 크기에 민감하여 갑작스러운 신전이 인지되면 근육의 활동도 반사적으로 증가한다. 즉 빠른 신장성 수축은 신전반사를 자극시키고 탄성에너지를 저장하고, 이후에 일어나는 단축성 수축 시에 근력을 증가시킨다.

플라이오메트릭 트레이닝의 운동형태는 신체부위에 의해 결정된다. 하체의 플라이오메트릭 운동방법은 제자리점프, 스탠딩점프, 복합동작의 홉과 점프, 뛰어오르기, 상자를 이용한 연습, 뎁스(depth) 점프 등이 있다. 상체의 플라이오메트릭 운동방법은 체스트(chest)패스, 두 손으로 머리위에서 던지기, 파워드롭(drop), 팔굽혀펴며 박수치기 등이 있다.

플라이오메트릭 트레이닝의 운동빈도와 주기는 주어진 스포츠종목에 필요한 강도와 일일훈련량에 의해 다양하게 제시될 수 있다. 예를 들어 육상선수들은 시즌 동안 주당 2~3회가 적당하고, 비시즌기 동안에는 3~4회로 증가시킬 수 있다.

플라이오메트릭 트레이닝은 짧은 시간에 폭발적인 힘을 발휘하는 무산소성 파워를 향상시키는 활동이기 때문에 완전휴식이 필요하다. 점프의 경우 각 반복 사이는 5~10초, 각 세트 사이는 2~3분이 적당하다.

건강관리를 위한 운동프로그램 06

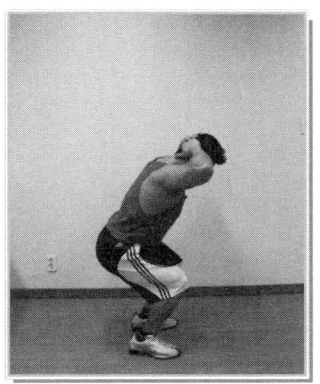 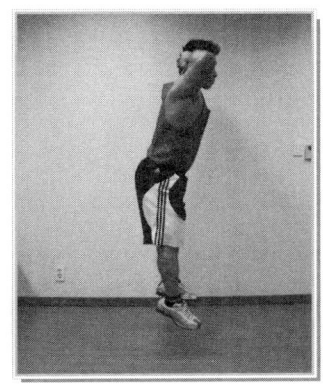

① 스쿼트 점프(squat jump)

손가락은 깍지를 낀 상태로 머리 뒤에 갖다대고, 발은 어깨너비로 벌리고, 되도록이면 허벅지를 지면과 평행하도록 하여 제자리점프를 하다 스쿼트자세로 착지한 후 처음부터 반복하여 실시한다.

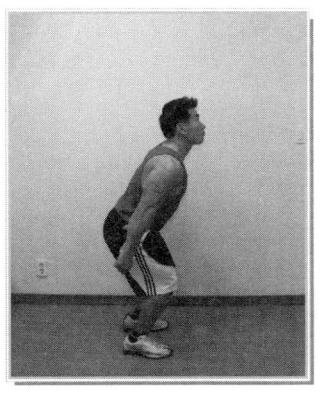 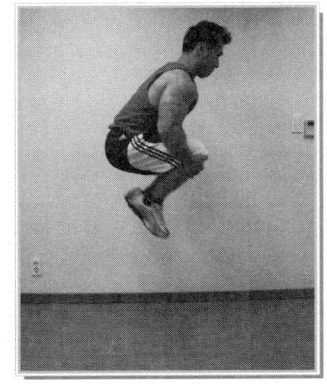

② 점프하여 두 손으로 무릎잡기(double-leg tuck jump)

팔을 아래로 내리고 무릎을 약간 굽혀 점프할 준비를 한다. 최대한 높이 점프한 상태에서 무릎을 가슴쪽으로 잡아당기며 두손으로 무릎을 재빨리 감싼다. 손을 놓고 착지하여 처음 자세를 유지한다. 연속으로 반복하여 실시한다.

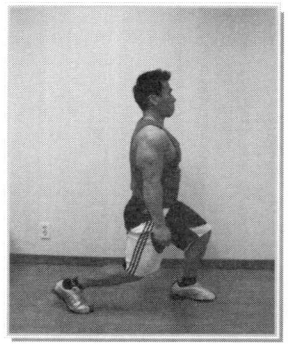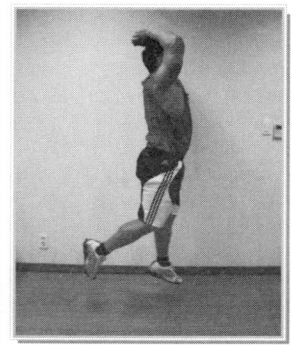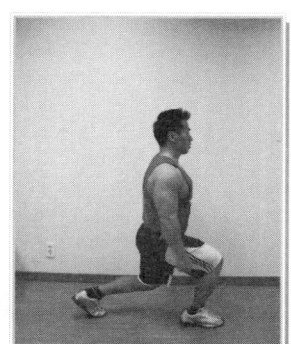

③ 스플릿 스쿼트 점프(split squat jump)

한쪽 무릎을 앞으로 내밀고 런지자세를 취한 후 두 팔을 반동을 이용하여 최대한 높이 점프한다. 같은 쪽 다리로 착지하여 런지자세를 유지한다. 발을 바꿔가며 연속으로 반복하여 실시한다.

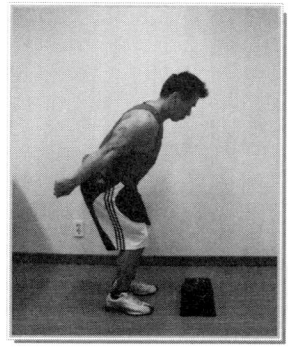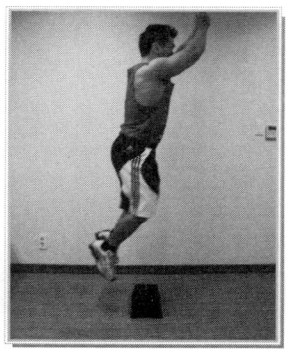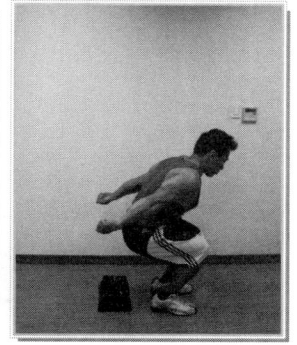

④ 장애물 뛰어넘기(jump over barrier)

편안하게 무릎을 굽혀 몸을 약간 앞으로 하고 양팔은 뒤로하여 점프할 준비를 한다. 점프하여 장애물을 넘은 후 도약자세로 착지한다. 장애물높이를 높여가며 반복한다.

건강관리를 위한 운동프로그램 **06**

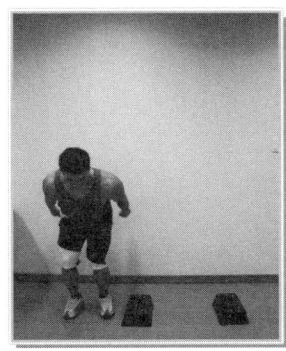 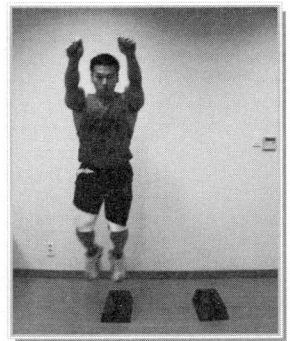 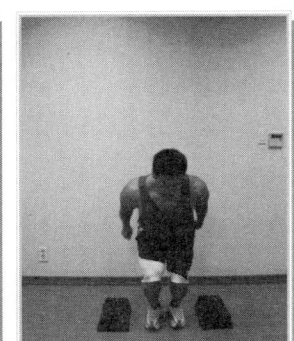

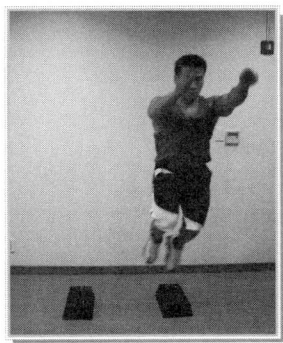 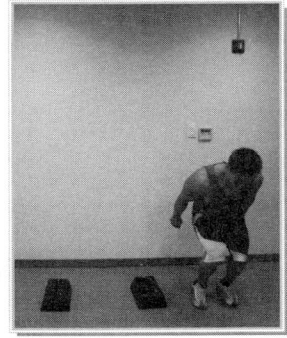

⑤ 측면 장애물 넘기(lateral barrier hop)

장애물을 옆에 둔 상태에서 발을 어깨너비로 서서 팔은 아래로 내리고 무릎을 약간 구부린다. 점프하여 두 발을 동시에 뛰어 넘는다. 연속으로 두 번 점프하여 두 개의 장애물을 뛰어넘고, 처음 도약했던 자리로 다시 되돌아 뛰어넘는다. 계속 반복하여 실시한다.

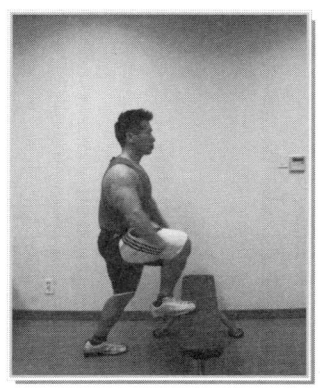 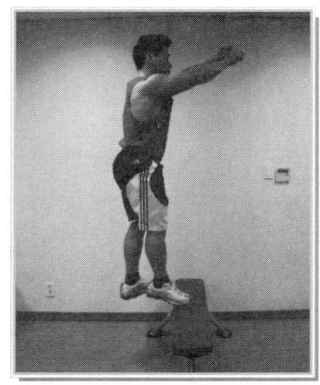

⑥ 한쪽 다리로 장애물 오르내리기(single-leg push-off)

상자를 향해 정면으로 선 상태에서 한발을 장애물 위에 올려놓고 두 팔을 올리며 장애물 위에 올려놓은 발을 이용하여 위로 점프한다. 같은 발로 착지하고 바닥에 있는 발은 나중에 착지한 후 즉시 반복한다.

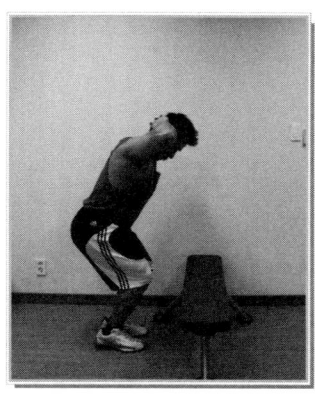 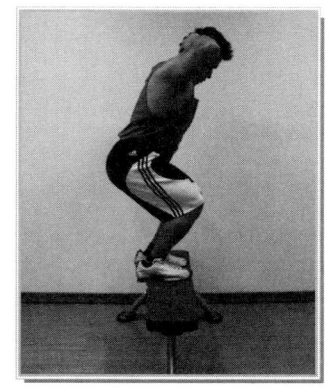

⑦ 스쿼트 자세로 장애물 오르기(squat barrier jump)

장애물을 앞에 두고 양손을 깍지 끼어 머리 뒤에 댄 후 무릎을 구부려 점프 준비를 한다. 두 다리를 모아 동시에 장애물 위로 점프하여 올라 스쿼트 자세를 취한다.

건강관리를 위한 운동프로그램 **06**

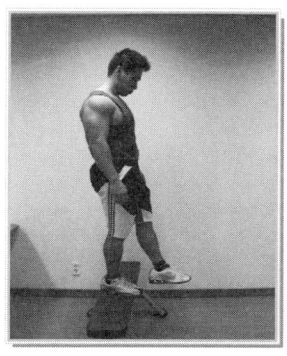 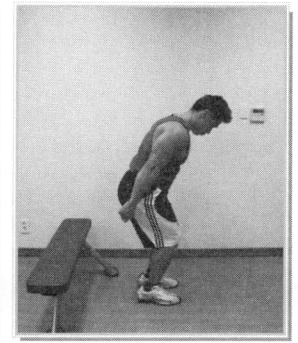 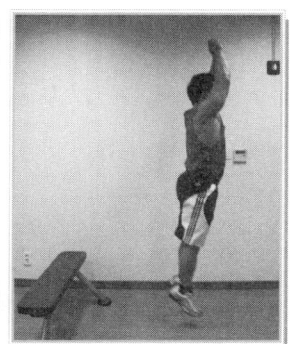

⑧ 뎁스 점프(depth jump)

장애물 위에 편안한 자세로 선 후 장애물에서 걸어 내려온다. 두 발을 동시에 착지하자마자 수직으로 최대한 높이 뛰어오르되 두 팔을 동시에 사용한다.

5 전면적인 체력향상을 위한 트레이닝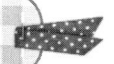

　전면적인 체력향상을 위해 가장 적합한 트레이닝 방법은 서킷트레이닝(circuit training)이다. Corigan과 Morton(1964)에 의하면 서킷트레이닝은 점진적으로 근육의 적성과 심장혈관계의 적성을 발달시킴으로써 완전한 체력을 만들어내는 시스템이라고 하였다.

　이러한 서킷 트레이닝은 많은 사람들이 짧은 시간 내에 일련의 격렬한 신체수행운동을 충분히 할 수 있으며, 운동의 양과 질을 자신의 능력에 따라 적절한 부하로 조정하여 실행할 수 있다. 또한 짧은 기간 내에 자신의 체력향상을 관찰·파악할 수 있어 자기자극적인 트레이닝이 될 수 있으며, 운동내용의 편성에서도 트레이닝 목적에 따라 효과를 얻고자 자유자제로 조절이 가능하다는 장점이 있다.

1) 운동형태

트레이닝의 실시방법으로 Morgan과 Adamson은 24가지의 표준종목을 제시하고 있으나 트레이닝 목적과 상황에 맞게 12, 9, 8, 6, 종목으로 줄여서 순환운동 프로그램을 만들 수 있다.

2) 운동시간

서킷 트레이닝은 특정한 상황을 제외하고는 운동과 운동 사이, 세트와 세트

표 6-4 전면적인 체력강화를 위한 덤벨 서킷 트레이닝

순서	운동내용	운동방법	반복 횟수	운동 효과
1	dumbbell press	벤치에 누워 덤벨을 가슴에 위치해서 올렸다 내렸다 반복	15	가슴
2	dumbbell lunge	덤벨들고 서서 한발씩 나가서 굽혔다 돌아오기	20	허벅지
3	dumbbell sit up	덤벨을 가슴에 들고 누워 윗몸일으키기	30	복부
4	dumbbell good morning	덤벨들고 서서 인사하듯 허리를 굽혔다 펴기	15	척추 기립근
5	dumbbell press	덤벨들고 어깨위로 팔을 올렸다 내렸다 반복하기	15	어깨
6	alternate curl	덤벨들고 서서 한팔씩 번갈아 가며 올렸다 내렸다 반복	30	이두근
7	dumbbell kick back	상체를 엎드려 덤벨을 들고 팔꿈치만 뒤로 폈다 구부리기	15	삼두근
8	standing calf raise	덤벨들고 서서 뒤꿈치만 들어 올렸다 내리기	30	종아리
9	dumbbell bent over rowing	엎드린 자세에서 덤벨을 들어 허리까지 올렸다 내리기	20	광배근
10	dumbbell wrist curl	무릎에 양쪽 전완을 올리고 손목을 말아 올렸다 펴기	30	전완

사이의 휴식시간이 거의 없다. 따라서 운동은 정확한 동작과 순서를 숙지한 후 실행되어야 하고, 지속적인 반복적응을 통해 전체 운동시간을 단축시켜야 한다. 그러므로 30분을 넘지 않는 15~30분 정도가 바람직하다.

3) 운동강도

운동강도를 근력 위주로 한 트레이닝은 최대부하의 2/3로 일정시간 내에 최대 능력을 기준으로 하고, 실제의 운동부하는 1/2의 횟수 또는 시간을 부하로 한다. 또한 트레이닝 횟수를 부하로 할 경우는 30회를 넘기지 않도록 해야 한다.

4) 운동빈도

운동빈도는 매일 하는 것이 바람직하나 주 3일 이상이 효과적이다. 또한 위에 언급했듯이 트레이닝의 목표는 점진적인 저항부하의 적응으로 서킷 트레이닝의 소요시간을 단축하는 데 있다.

5) 진단 및 처방

트레이닝의 진단과 재처방은 10~14일마다 서킷 트레이닝의 순서에 따라, 각 종목의 최고강도(최고반복횟수)를 1분 정도의 짧은 휴식을 취하면서 순차적으로 측정하여 실시하고 이를 토대로 트레이닝 프로그램을 재처방한다.

참고문헌

채홍원(1996). 트레이닝원리, 형설출판사.

Berger, R. A.(1962). Optimum repetitions for the development of strength. *Research Quarterly, 33*, 334-38.

Carpinelli, R. & Otto, R.(1998). Strength training : Single versus multiple sets. *Sports Medicine, 26*, 73-84.

Clarke, H. H.(1974). *Development of Muscular Strength and Endurance.* Washington, DC : President's Council on Physical Fitness and Sports.

Corrigan, B. & Morton, M.(1964). *Get Fit : The Champions Way.* 122.

Fox, E. L. & Mathews, D. K.(1974). *Interval Training : Conditioning for Sports and General Fitness.* Philadelphia, W. B. Saunders.

Ikai, M. & Fukunaga, T. A.(1970). Study on training effect on strength per unit cross-sectional area of muscle by means of ultrasonic measurement, *Int. Z. Angew. Physioleinschl. Arbeitphtsiol, 28*, 173-180.

Starkey, D., Pollock, M. Ishida, Y. Welsch, M. Brechue, W. Graves, J. & Fiegenbaum, M.(1996). Effect of resistance exercise training volum on strength and muscle thickness. *Medicine and Science in Sports and Exercise, 28*, 1311-1320.

Matthews, P. B. C.(1990). The knee jerk : Still an enigma? *Can. J. Physiol. Pharmacol. 68*, 347-354.

Wilk, K. E., Voight, M. L., Keirns, M. A., Gambetta, V., Andrews, J. R. & Dillman, C. J.(1993). Stretch-shortening drills for the upper extremities : Theory and clinical application. *J. Orthop. Sports Phys. Ther. 17*, 225-239.

저자소개

신군수
부산대학교 대학원 이학박사
The University of Kansas 교환교수
현 부경대학교 해양스포츠학과 교수

신소영
University of California San Francisco, PhD in Nursing
Pennsylvania State University, MS in Nursing
미국 간호사 면허(Registered Nurse License) 취득
미국 노인전문간호사 자격(Gerontological Clinical Nurse Specialist Certificate) 취득
현 인제대학교 의과대학 간호학과 교수

오경모
부경대학교 대학원 이학박사
2003 Mr. Korea MVP
현 부경대학교 해양스포츠학과 겸임교수

임춘규
부산대학교 대학원 체육학박사
현 부경대학교 해양스포츠학과 강사
대동대학교 재활요양복지학과 치료
Recreation 강사

조연숙
부경대학교 대학원 이학박사
현 부경대학교 해양스포츠학과 강사,
　부경대 대학원 강사
경성대학교 평생교육원 아쿠아휘트니스 강사

운동으로 만드는 백세건강

초판발행/2013년 9월 5일
초판2쇄/2016년 3월 15일
발행인/민유정
발행처/대경북스
ISBN/978-89-5676-416-0

이 책은 저작권법에 따라 보호받는 저작물이므로 무단전재와 무단복제를 금지하며,
이 책 내용의 전부 또는 일부를 이용하려면 반드시 저작권자와 대경북스의 서면 동의를 받아야 합니다.

등록번호 제 1-1003호
서울특별시 강동구 천중로 42길 45 (길동) 2F
전화 : 02) 485-1988, 485-2586~87·팩스 : 02) 485-1488
e-mail:dkbooks@chol.com·http://www.dkbooks.co.kr